JN261672

従業員教育テキスト

事例でみる
食中毒の現場
その原因と教訓

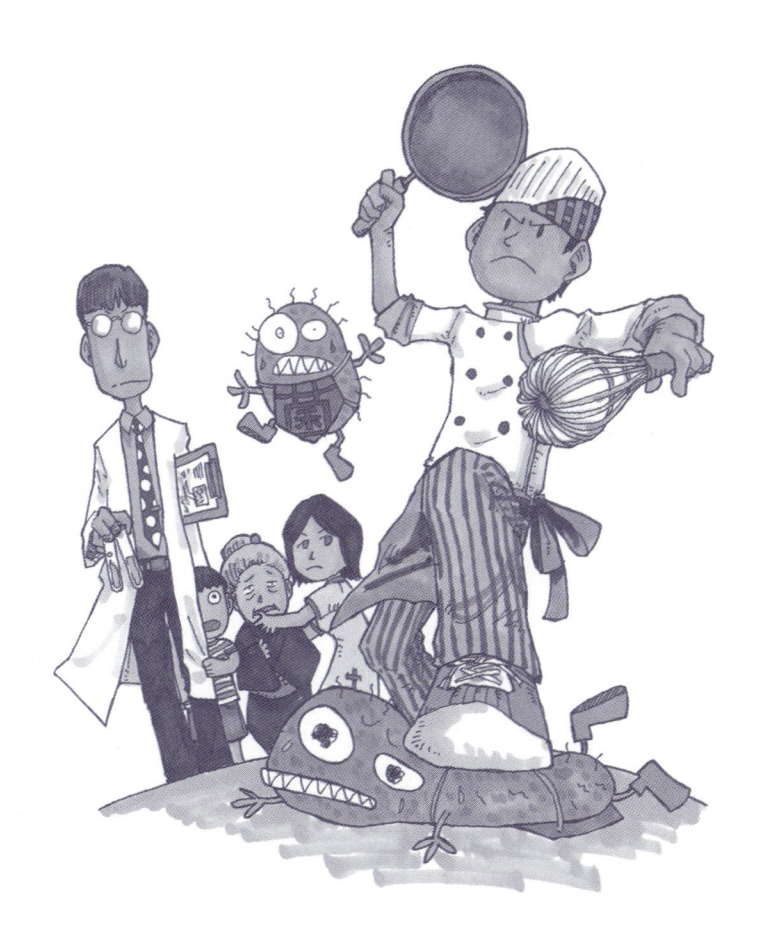

谷口力夫

東京都杉並区　杉並保健所　生活衛生課

幸書房

まえがき

　食中毒を起こしてしまった営業者から「今まで食中毒を起こしたことは一度もなく、衛生には十分に注意していたのに…」という言葉をよく耳にする。しかし、食品の取り扱い方法を詳しく聞いていくと、当人が気付いていなかっただけで、食中毒は起こるべくして起こったと感じることが多いのである。しかも、類似の事例は過去にも発生しているが、それらの食中毒事件は「他山の石」として生かされることなく、時と場所と人を変えて繰り返されているのである。

　食中毒を含む食品事故を防ぐためには、設備を整え、マニュアルを作ることも大切であるが、それだけでは不十分である。最も重要なことは、食品を扱う人たち自身が食品事故を未然に防ぐための重要なポイントを認識し、確実に実行できることである。しかし、人間が何らかの行動を起こした場合には少なからず間違いを犯すものである。過去の失敗事例から間違いの原因を学び、事前に間違いを起こしにくい状況を作り出しておくならば、より多くの食品事故を防ぐことができるはずである。よって、本書の内容の中心を成す第3章では、食中毒事例ごとに、事件の背景と理解しておくべき知識、実際の事例、間違いを起こさないための対策作りのヒント、要点のそれぞれについて述べることとした。

　本書は食品衛生の専門的な学術書ではない。食品に関わる人たちが、それぞれの現場でどのような衛生対策をとるべきかを考えるときの参考になる実用書を目指した。したがって、食品関係営業者や従業員、家庭の台所を預かる一般消費者、衛生学を学ぶ学生にも読みやすい表現を心がけた。多くの人が食品を取り巻く現状と食品衛生への理解を深めることによって、食品事故を未然に防ぐための裾野が広がることを願う次第である。

　最後に、本書の出版に当たって、微生物の専門家の立場からご助言をいただいた財団法人東京顕微鏡院理事の伊藤　武氏、記載内容についての協力をいただいた中央区保健所　小暮　実氏、親しみやすいイラストを描いていただいた安部蓉子氏と安部　豊氏、編集を担当していただいた幸書房の夏野雅博氏に深謝し、心より御礼申し上げます。

2010年6月

谷口　力夫

目次

1　食品衛生監視員の仕事　1

- 食品衛生監視員の仕事 …………………………………………………………… 2
- 保健所へ寄せられる情報の傾向 ………………………………………………… 3
- 受けられない相談 ………………………………………………………………… 4
- 営業者のプロ意識不足は大きな問題 …………………………………………… 5
- 衛生のプロ、食品衛生監視員の活用 …………………………………………… 5

2　食中毒について　7

- 食中毒とは？ ……………………………………………………………………… 8
- 食中毒の発生状況 ………………………………………………………………… 8
- 食中毒の病因物質による分類 …………………………………………………… 12
- 主な食中毒細菌・ウイルスの特徴 ……………………………………………… 13

3　食中毒事例　15

No.1　鮮魚料理とPL法（製造物責任法）
シガテラ毒・イシガキダイ料理で1300万円の賠償 ………………………… 16

No.2　界面活性剤
酒ダレと廃油処理剤を取り違えて「海鮮盛合せ」大混乱 ………………… 21

No.3　フグ毒―テトロドトキシン中毒
「フグの肝臓スープ」、ちょっとのつもりが食中毒 ………………………… 25

No.4　寄生虫アニサキスによる被害
メジマグロの刺身から、透明な寄生虫が3匹 ……………………………… 28

No.5　ヒスタミン食中毒
わらさ西京焼きでじんま疹被害―味噌漬け作り置き14日目 …………… 32

No.6　青酸配糖体―シアン化合物による食中毒
アジサイの葉で食中毒!? ……………………………………………………… 36

| No.7 | ジャガイモの自然毒―ソラニンによる食中毒 |

小学生、理科実習「茹でジャガイモ」でソラニン中毒 ……………… 39

| No.8 | 植物性自然毒―アルカロイドによる食中毒 |

キムチ鍋、スイセンとニラを間違えておう吐としびれ ……………… 42

| No.9 | ノロウイルス食中毒―にぎり寿司 |

ノロウイルス食中毒―にぎり寿司が原因 ……………………………… 46

| No.10 | ノロウイルス食中毒―病院給食 |

病院給食で石鹸手洗いもせず立て続けのノロ食中毒 ………………… 51

| No.11 | ノロウイルス食中毒―学校給食 |

学校給食ロールパン、素手で箱詰めノロウイルス食中毒 …………… 54

| No.12 | ノロウイルス食中毒―二枚貝（シジミ） |

「シジミ醤油漬け」、弱火加熱でノロウイルス食中毒 ……………… 58

| No.13 | ノロウイルスとA型肝炎―輸入冷凍アサリ |

輸入冷凍アサリでノロとA型肝炎ウイルスに同時感染 ……………… 62

| No.14 | 病原大腸菌による食中毒 |

従業員の下痢を見過ごして病原大腸菌食中毒 ………………………… 66

| No.15 | 腸管出血性大腸菌（O157）による食中毒 |

生野菜と肉の調理器具の共用―腸管出血性大腸菌O157食中毒 …… 69

| No.16 | 赤痢菌に感染―冷凍イカ |

輸入冷凍イカ：刺身用に赤痢菌―海外産地工場と厨房が直結 ……… 73

| No.17 | カンピロバクター食中毒―焼き鳥 |

生焼け鶏肉とカンピロバクター食中毒 ………………………………… 76

| No.18 | カンピロバクター食中毒―調理実習 |

調理実習の器具と手指からカンピロバクター二次汚染 ……………… 81

| No.19 | サルモネラ―弁当・卵焼き |

卵焼き弁当30℃、5時間放置でサルモネラ食中毒 …………………… 84

| No.20 | 黄色ブドウ球菌食中毒―弁当 |

傷のある手で盛り付けて黄色ブドウ球菌食中毒 ……………………… 88

| No.21 | 腸炎ビブリオ食中毒―低塩イカの塩辛 |

低塩「イカの塩辛」で腸炎ビブリオ食中毒大発生 …………………… 92

| No.22 | ウエルシュ菌―カレールウが問題か |

前日作り置きドライカレーにウエルシュ菌 …………………………… 95

| No.23 | セレウス菌の毒素による食中毒 |

調理前日に炊かれた米飯にセレウス菌の毒素 ………………………… 98

No.24 輸入品に認可されていない食品添加物
　信用して輸入した製品の添加物違反で回収、廃棄騒ぎ ……………… 102

No.25 食中毒と食品クレーム
　ショーケースの温度管理ミスが大きな苦情につながる ……………… 105

4　食品クレームと対応のポイント　　109

　　食品の苦情発生状況とその背景 ………………………………………… 110
　　苦情対応の失敗要因 ……………………………………………………… 111
　　苦情を受けたときの具体的対応のポイント …………………………… 112
　　有症苦情の届出を受けた場合の対応 …………………………………… 115
　　詐欺師などの悪質な苦情者への対応法 ………………………………… 116
　　クレームは店を改善していく絶好のチャンス ………………………… 116

5　主な食中毒菌一覧　　117

1

食品衛生監視員の仕事

食品衛生監視員の仕事

「**食品Gメン**」という名前で呼ばれることもある食品衛生監視員は、食品衛生法によって食品衛生に関する指導の職務を行うべき者として任命された国または地方自治体の専門職職員を言う。

> 食品衛生法の目的（第一条）「食品の安全性の確保のために公衆衛生の見地から必要な規制その他の措置を講ずることにより、飲食に起因する衛生上の危害の発生を防止し、もって国民の健康の保護を図ることを目的とする。」

第二次大戦前には食品衛生監視員の制度はなく、警察官が営業者の監視指導を行っていたが、終戦後、新たな憲法に基づき衛生行政は警察官の手から専門知識を持った専門官（食品衛生監視員）に引き継がれた。

> （監視、違反、臨検、検査、収去、答申書、封印、注意指導、命令、始末書、酌量、処分などなど、いかめしい言葉が残っているのは警察時代からの取締り行政の流れであろうか…）

31か所の空港や港の検疫所には国の食品衛生監視員341名（平成20年4月1日現在）、が輸入食品の水際の検査、監視指導を行っている。また、全国517か所の保健所には7,793名の各地方自治体の食品衛生監視員が配置され、次のような仕事を行っている。

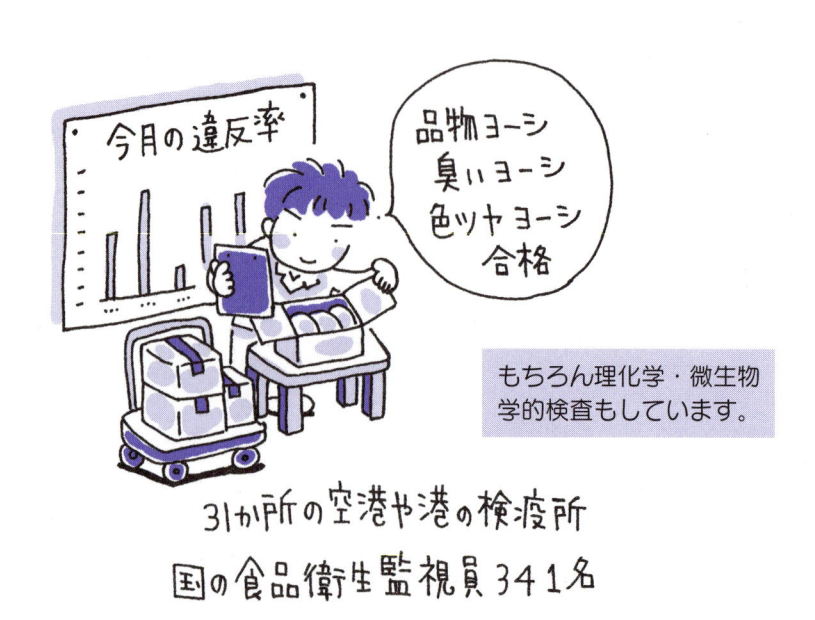

もちろん理化学・微生物学的検査もしています。

- 食品関係営業施設の許可
- 食品工場、飲食店、スーパー、市場など食べ物を扱う施設の監視・指導
- 食品などの収去検査（抜き取り検査）により、食品添加物、残留農薬、有害細菌、有害物質などを検査
- 食中毒事件や違反食品発生時の調査や拡大防止策の実施
- 食品などの苦情処理や相談対応
- 食品衛生に関わる情報発信と衛生講習会などによる啓発活動

　食品衛生監視員の通常の仕事は、毎年策定される食品衛生監視指導計画に基づき、さらに細かく週替わりに計画された収去検査や施設監視を行うことを基本としている。その間に食品関係営業施設の営業許可申請に伴う監視指導、業者のみならず住民対象の衛生講習会の実施、食品に関する苦情・相談の受付対応などを行っている。

　しかし、どんな状況にあっても最優先で処理しなければならない仕事がしばしば飛び込んでくることになる。それは、食中毒の発生や違反食品関連の事件である。いずれも国民の健康被害を最小限に止めるために緊急対応が求められるからである。そのような場合には、食品衛生監視員に認められた**「臨検」**、**「収去」**、**「検査」**の権限と専門知識を最大限活用して、迅速な事件処理に向かうことになる。

> 食品衛生の問題は人命にかかわるため、日本国内の食品衛生監視員は相互に連携協力する体制が整っている。事件発生の一報が入るのはだいたい夕方が多い。食品の問題に関わった人が地元の保健所や医療機関に午前中に連絡したとすると、初動調査後に関係するほかの自治体の保健所に情報が届くのは、どうしても夕方の時間帯になってしまうのである。1週間単位で見ると、週の前半に住民から保健所に連絡が入り、おおよその事実調査が整うのが週の後半になる。そのために関係する自治体には週末に事件が飛び込んでくることになる。金曜日夕方の他の自治体からの連絡は鬼門なのである。

保健所へ寄せられる情報の傾向

　保健所の食品衛生監視員のもとに、毎日のように寄せられる食品にまつわる情報の種類は、相談、苦情、内部通報、食中毒事件などさまざまであるが、その内容は非常に細かく多岐にわたり、その件数は増加傾向にある。最近の世相を反映してか、届出内容は少しでも食べ物あるいは食べ物を扱う業者に関係することであれば、何でもあるという様相であ

る。しかも、食品苦情の場合には、消費者はその食品の販売者、製造者に連絡をした上で、業者を信用しきれずに保健所にも届け出るというケースが増えている。

このような背景としては、毎年のように発生する食品にかかわる事件のほか、食材の地産地消が困難な状況、食品の製造者の顔が見えない商品が多くなったこと、身近に気軽に相談できる人が少ない生活環境などが消費者の不安を募らせているようである。

具体的には、「野菜の味がいつもと違うので、検査してほしい」、「買った魚の内臓に寄生虫がついていて、けしからん！」、「黒ずんだ色の肉を売っている店がある販売をとめろ！」、「レジで後ろに並んだ人の咳が自分の購入した食品にかかって不衛生だから何とかしてほしい」、「自分で梅酒を作っておいたが、何年も経ってしまい食べられるか不安なので検査してほしい」というようなものから、食品を扱う店の臭い、煙、さらには、納品の車の出入り、客の出入りの音までが苦情の対象となって保健所に届けられているのが現状である。また、食中毒を疑う苦情の届出（有症苦情）は、平成19年度の東京都全体で約1,500件であり、1保健所あたり年間約50件の食中毒調査を行っていることになる。

もちろん、住民から寄せられる情報の中には、重大な食中毒事件などの情報が含まれていることがあるため、受け付けた情報すべてについて何らかの調査を実施することになる。食品衛生監視員にとって、現場に赴き、問題の食品（本質）を自分の目で確認することは基本中の基本なのである。

受けられない相談

最近の経済状況の悪化を反映してか、次のような相談をよく受ける。

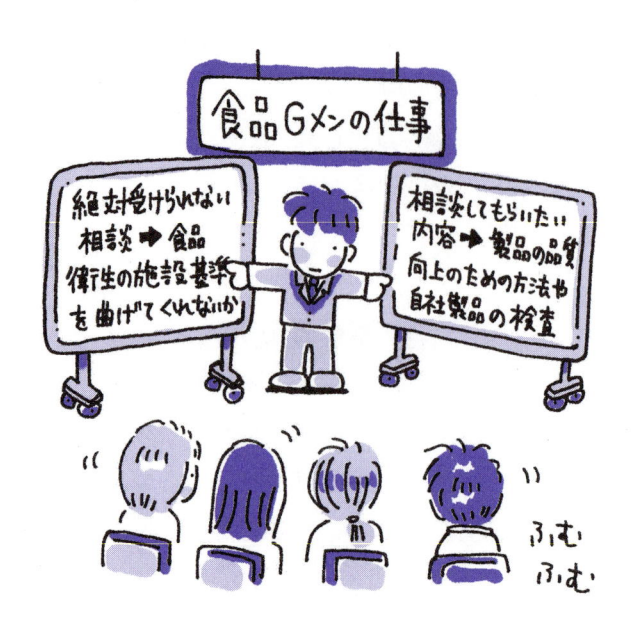

「できるだけコストをかけずに食品を扱う商売をしたいが、食品衛生法によって定められた施設基準を満たすには費用が足りないので何とかならないか？」と言って、保健所の窓口で粘る相談者がいる。しかし、食品衛生法で定められた施設基準は衛生を担保するために定められた最低の基準であり、これさえも満たせずに食品を扱う商売を行おうというのは、消費者の健康を左右する食品営業者としては資格なしであると言わざるを得ない。食品の安全を守る立場の食品衛生監視員としては、このような交渉？には断固とした態度でお断りするしかないのである。また、食品衛生法に違反した食品を発見した場合には、これも国民の健康危害を迅速に排除する目的から、取締り的な厳しい対応をとることになるのである。

営業者のプロ意識不足は大きな問題

ある店に弁当の検査に行ったときのことである。店長が「うちの弁当は出来上がった後にこの消毒剤をシュッ！とひと噴きしているから衛生には絶対の自信を持っている」というのである。なるほど、店には食品添加物のアルコールを主成分とするスプレーが置かれていた。しかし、この店長の発想こそ本末転倒、プロ意識に欠けるものであると思うのである。

出来上がった弁当に消毒剤をかけなくてはならないということは、その弁当が十分な衛生状態では作られていないから、あとから消毒剤で何とかしようという発想である。消費者にとって安心できる弁当とは、余分な薬剤が使われず、その製造過程のすべてが衛生的に行われることで食中毒菌が付着したり、増えたりしないようにして作られた弁当である。食品のプロとしての店長の腕の見せ所もそこにあるはずである。

現に、食品を最後に加熱すれば食中毒にはならないと思い違いしていて、多くの患者を出してしまった営業者は過去にもたくさんいるのである。

衛生のプロ、食品衛生監視員の活用

さまざまな業種、数多くの食品施設に立ち入って調査し、種々の食品の状態もチェックする食品衛生監視員ほど、食品や関連施設の詳細な現状を把握している立場の者は少ないはずである。さらには、食品の衛生に関する検査法にも精通しているのが食品衛生監視員である。食品取扱い業者は食品衛生監視員の持つ知識、技術、経験をどんどん活用していくべきである。食品衛生監視員も積極的に食品衛生の向上に努力しようとする事業者には協力を惜しまないはずである。もちろん、個別の営業施設の情報は守秘義務の対象であることは心得ての話である。

> 今日はどこが危なそうかな

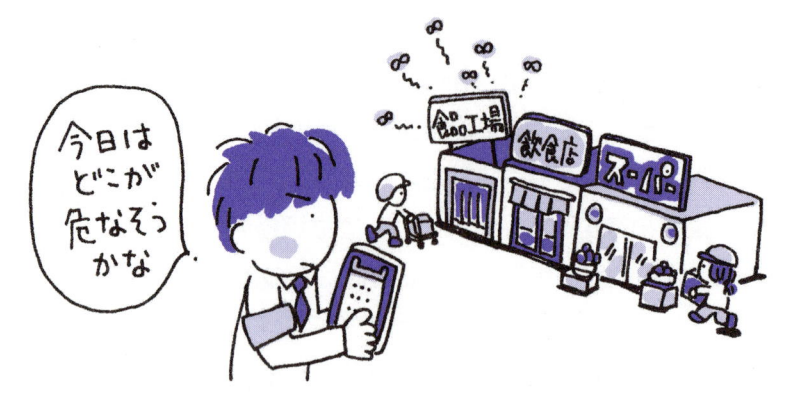

保健所 517か所
地方自治体の食品衛生監視員 7793名

　ただし、食品衛生監視員がすべての食品営業施設について細部にわたり個別に衛生指導を行うことは、人的、物理的にも困難である。現在の食品衛生法でも営業者による食品衛生自主管理の推進を定め、営業者自身が**「自分の店の衛生は自ら守る」**という姿勢が基本となっている。

　あるレストランチェーンの店長からあった相談であるが、「提供した食品について客から苦情を受けたがどう対応したらいいだろうか？」というものであった。これでは、店の責任者としてはあまりにも情けない話である。苦情対応を含む接客方法の基本については、常日頃から店舗で準備をしておくことが必要である。食品衛生監視員が相談に乗れるのは、苦情となった食品による被害の拡大防止策、その原因調査、再発防止のための改善方法などについてである。どちらにしても、接客対応を含めて店が主体的に行動することが重要であり、客の信頼を得るための必須条件でもある。

　一方、次のような相談内容は食品衛生監視員がもっとも期待し、やりがいも感じる相談である。**「最近話題になっている食品の〇〇〇の問題について、正確な情報を従業員みんなで共有したい」**、**「自社製品について〇〇〇の検査をしたいが、どのようにすればよいか？」**、**「製品の品質向上のため〇〇〇の対策を導入したいが、どんな方法があるか？」**、**「自主管理マニュアルを作ってみたが、内容についてアドバイスしてほしい」**など、営業者ができる限りの工夫、努力を加えた上で、さらに望ましいものにしたいとの積極的な姿勢にはできる限りの協力を惜しまないものである。

　最近は、食品の取扱いを行うのは営業者だけでなく、福祉目的の人たち、地域の自主活動グループなどにも広がっている。食品をだれが扱うにしても、食品の衛生問題に適切に対処しておかない場合には思いがけない事故を招くことになる。保健所の食品衛生監視員と積極的に協力して、少しでも食べ物による事故を減らしたいものである。

② 食中毒について

食中毒とは？

　厚生労働省監修の食中毒予防必携によると、『「食中毒」という用語は、食品衛生法上、具体的な定義はないが、法の目的などを勘案すると、「食品、添加物、器具又は容器包装に含まれた、又は付着した微生物、化学物質、自然毒等を摂取することによって起きる衛生上の危害」のうち、特に、行政的に調査、拡大・再発防止措置等が必要なものと幅広く解釈されよう。』とされている。

　要するに、病因物質の種別（菌種など）にかかわらず食べ物または飲み物が原因で起こるすべての健康障害については食中毒である。すなわち、従来は感染症原因菌とされていたコレラ菌、赤痢菌、チフス菌、パラチフス菌や、クリプトスポリジウム、サイクロスポラ、アニサキスなどの原虫や寄生虫も、飲食に起因する健康被害の原因となった場合には食中毒と判断される。ただし、食品中の異物として混入したガラス、金属などを原因とする物理的な衛生上の危害については食中毒として扱っていない。

食中毒の発生状況

● **発生件数**

　平成21年は、事件数1,048件、患者数20,249人であり、平成20年と比較すると事件数で321件、患者数で4,054人の減少であった。過去10年間の全国における食中毒発生状況は、平均事件数1,601件、平均患者数29,840人であり、事件数は平成10年以降減少傾向にある。また、患者数は平成13年以降2万～4万人の間で推移している（図1　過去10年間の食中毒発生状況（全国））。

　平成21年の月別事件発生数については、12月が129件で最も多く、次いで9月の108件、1月の107件であり、過去2年間との比較では夏場の発生件数が少ない傾向を示した。月別患者発生数については、2月が3,618人と最も多く、1月と12月の患者数が3,000人を超え、夏場よりも冬場の患者のほうが多かった。例年と同様に、夏場には細菌性食中毒が多く、冬場にはウイルス性食中毒が多く発生する傾向が認められた。

● **病因物質別発生状況**

　平成21年の事件数では1,048件のうち病因物質が判明した事件は948件の90.5%だった。判明した事件における原因菌のうち事件数が多いのはカンピロバクター（345件）、ノロウイルス（288件）、サルモネラ（67件）の順で、この3菌種で700件73.8%を占めた（図2　平成21年　病因物質別食中毒発生件数）。患者数では20,249人中のうち病因物質が判明した患者数は18,514人の91.4%だった。そのうちノロウイルス

2 食中毒について

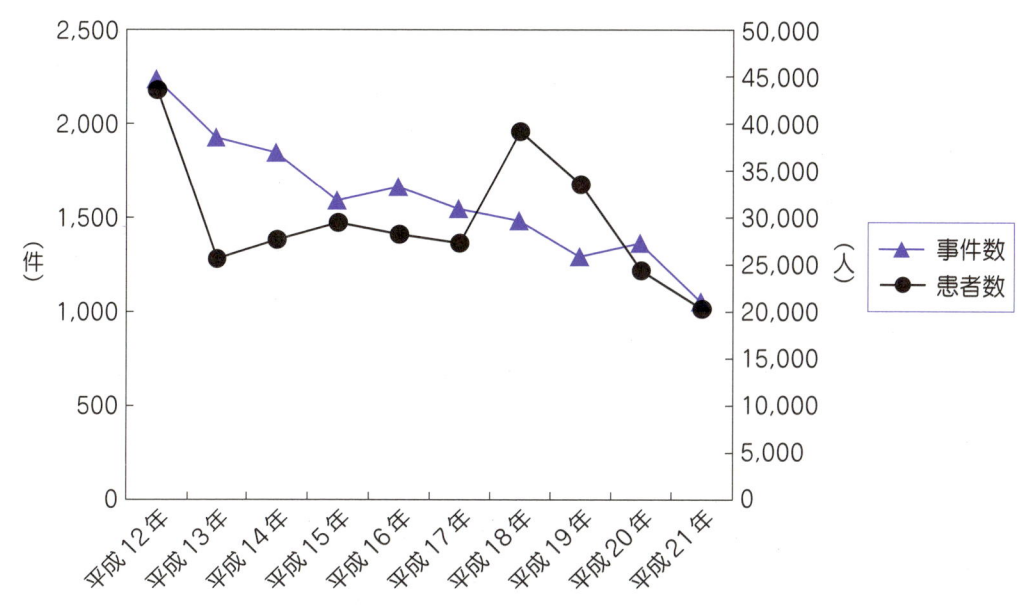

図1　過去10年間の食中毒発生状況（全国）

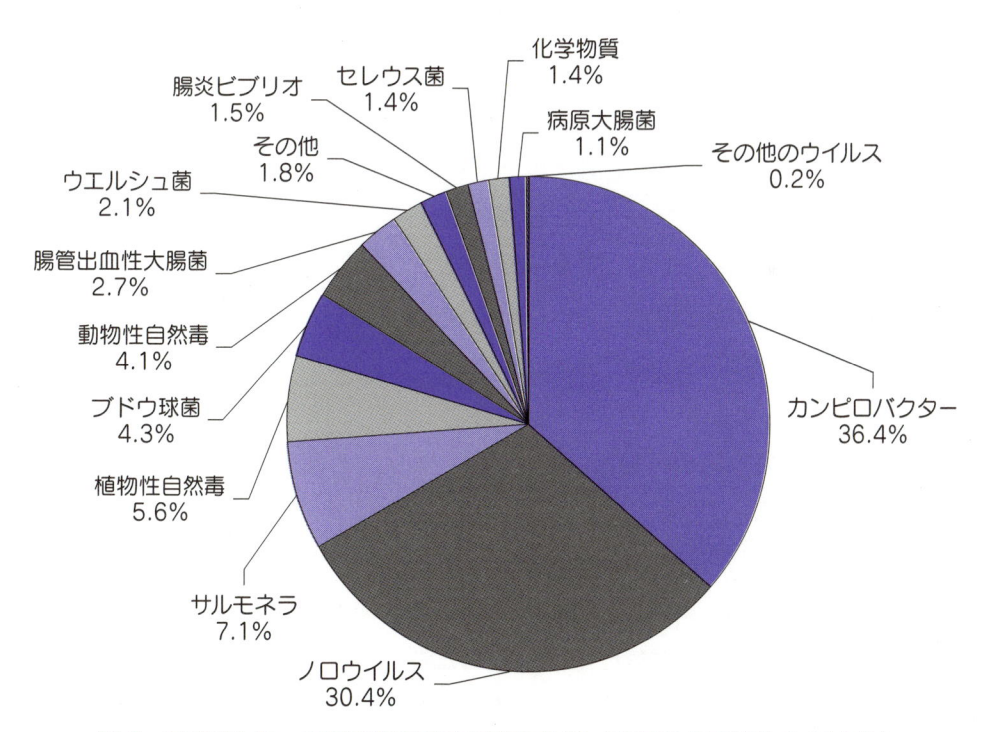

図2　平成21年　病因物質別食中毒発生件数（全国食中毒事件1,048件）

によるものが10,874人58.7％で平成14年以降トップを占め、次いでカンピロバクター（2,206人）、ウエルシュ菌、サルモネラによる患者が多く発生した（図3　平成21年病因物質別食中毒患者数）。平成20年と比較すると、カンピロバクター、ノロウイルス、サルモネラによる食中毒は事件数、患者数ともに減少した。

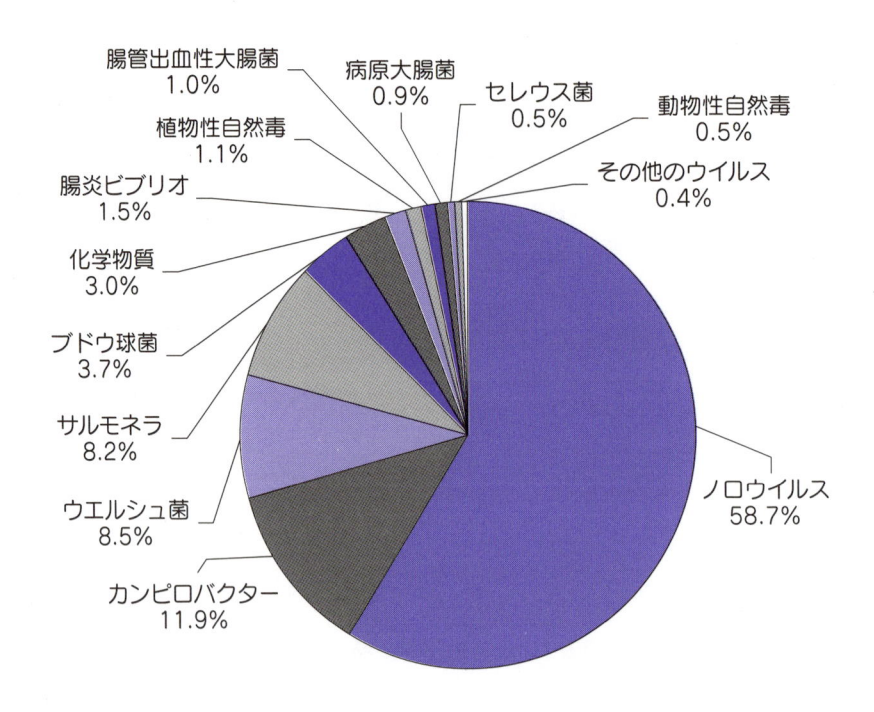

図3 平成21年 病因物質別食中毒患者数（全国食中毒患者20,249人）

- 腸管出血性大腸菌 1.0%
- 病原大腸菌 0.9%
- セレウス菌 0.5%
- 動物性自然毒 0.5%
- 植物性自然毒 1.1%
- その他のウイルス 0.4%
- 腸炎ビブリオ 1.5%
- 化学物質 3.0%
- ブドウ球菌 3.7%
- サルモネラ 8.2%
- ウエルシュ菌 8.5%
- カンピロバクター 11.9%
- ノロウイルス 58.7%

　平成12年には事件数は、多い順にサルモネラ、カンピロバクター、腸炎ビブリオであったが、サルモネラと腸炎ビブリオの2種類の菌は明らかに減少傾向を認めた。一方、平成12年以降も事件数が増加傾向にあるのがノロウイルスであり、カンピロバクターによる事件数もほぼ横ばい状態を示し、これらについてはいまだに効果的な対策が実施できないでいる（図4　主な食中毒菌別発生件数の推移（全国））。また、判明した事件948件のうち、植物性自然毒によるものが53件（5.6％）、動物性自然毒によるものが39件（4.1％）を占めた。食中毒患者数では、平成12年以降の総患者数の41.5％をノロウイルスが占める状況が続いている（図5　主な食中毒菌別患者数の推移（全国））。
　ノロウイルス食中毒のうち、カキなどの二枚貝を原因とする食中毒事件数は平成19年には8件まで減少したが、最近2年間は20件、25件と再び増加傾向が認められている。平成21年に事件数、患者数ともに増加した腸管出血性大腸菌による食中毒の特徴は、複数の飲食チェーン店を原因施設として広域に散発的食中毒が起こったことである。原因食品としては肉類とその加工品が多く、10歳未満の小児が患者全体の約20％を占めるために重症合併症を起こす危険性が懸念された。

● **原因施設別発生状況**
　平成21年の原因施設の判明率は事件数で1,048件中864件の82.4％であった。このうち、飲食店によるものが最も多く562件（65.0％）、次いで家庭の95件

2 食中毒について

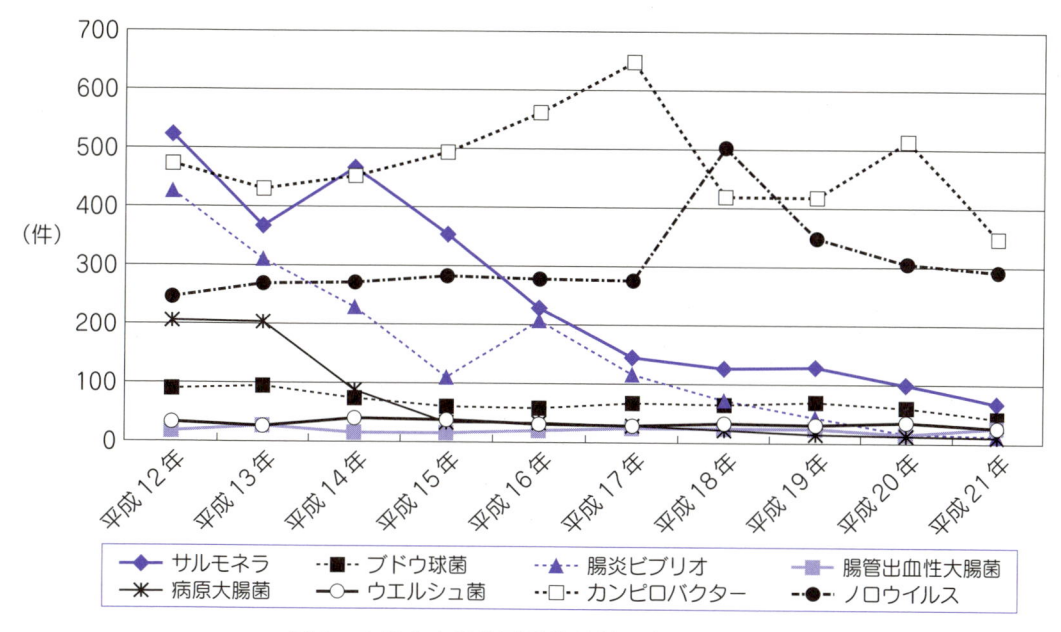

図4 主な食中毒菌別発生件数の推移（全国）

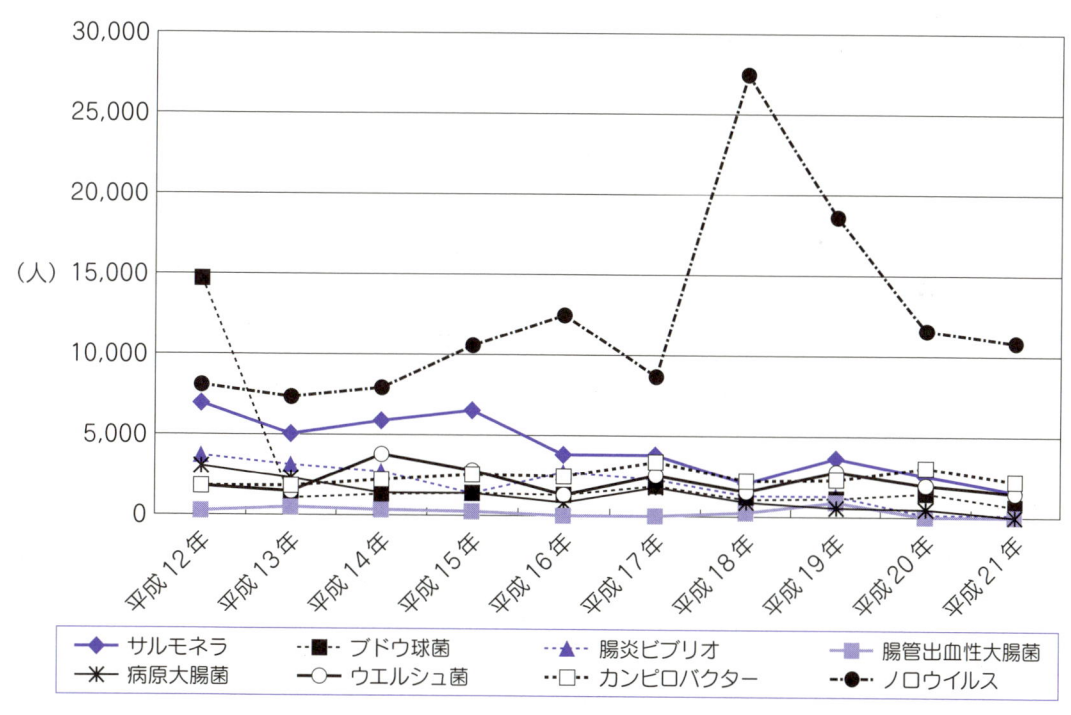

図5 主な食中毒菌別患者数の推移（全国）

(11.0％)、旅館の84件（9.7％）であった。原因施設が判明した患者数は20,249人中19,859人の98.1％であった。内訳では、飲食店によるものが10,336人（52.0％）、旅館3,749人（18.9％）、仕出し屋1,683人（8.5％）の順であったが、1事件あたりの患者数では小学校（149.5人）、仕出し屋（67.3人）、事業所給食施設（54.9人）で

あり、これらの施設で大規模な食中毒になりやすい傾向が認められた。

食中毒の病因物質による分類

　食中毒の病因物質は、細菌やウイルスなどによるもの、寄生虫・原虫によるもの、化学物質によるもの、キノコや有毒植物、フグなどが持つ毒素（自然毒）によるものの5種に大別される。一番食中毒の原因として多いのは細菌やウイルスによるものである。多くの食中毒症状は、細菌やウイルスが体内に取り込まれてから一定の潜伏期間の後に起こるが、短い場合は食後30分、長い場合は食後1週間以上経ってから症状が出ることもある。

● **食中毒細菌**

　細菌性食中毒は、飲食物とともに摂取された細菌が体内で増殖し、腸管内で作用して発病する**「感染型食中毒」**と、細菌が食品中で増殖する際に毒素をつくり、この毒素を含む食品を摂取することによって発病する**「毒素型食中毒」**に大別される。
　最近の食中毒の傾向は、少量の菌数で発症する感染型食中毒の割合が増えていることである（**表1　食中毒菌の発症菌量と予防の要点　参照**）。
　食中毒菌として次のような種類があげられる。
　サルモネラ、黄色ブドウ球菌、ボツリヌス菌、腸炎ビブリオ、ナグビブリオ、ビブリオ・フルビアリス、コレラ菌、腸管出血性大腸菌とその他の下痢原性大腸菌、ウエルシュ菌、セレウス菌、エルシニア、カンピロバクター、赤痢菌、チフス・パラチフス菌、エロモナス、プレジオモナス、レンサ球菌、リステリア、ビブリオ・バルニフィカス、プロビデンシア・アルカリファシエンス。

表1　食中毒菌の発症菌量と予防の要点

病原体	発症菌量	予防の要点
ブドウ球菌	10万以上	増殖防止（室温放置）
セレウス菌	10万以上	増殖防止（室温放置）
ボツリヌス菌	100万以上	増殖防止（嫌気的食品）
ウエルシュ菌	10万以上	増殖防止（前日大量調理）
腸炎ビブリオ	10万以上	汚染防止、増殖防止
サルモネラ	10～1000	汚染防止
カンピロバクター	100	汚染防止
腸管出血性大腸菌	100	汚染防止
下痢原生大腸菌	1万以上	汚染防止、増殖防止
ノロウイルス	100以下	汚染防止

● ウイルス

ノロウイルス、ロタウイルス、アストロウイルス、アデノウイルス、A型肝炎ウイルスなど。

● 寄生虫・原虫

寄生虫：アニサキス、顎口虫（がっこうちゅう）、日本海裂頭条虫、横川吸虫、肺吸虫、旋毛虫、回虫など。

原　虫：クリプトスポリジウム、サイクロスポラ、ジラルジア、赤痢アメーバなど。

● 化学物質

化学物質による食中毒は、誤用、混入、残留、生成などによる病因物質が食品中に存在することにより発生する。ヒスタミン、有害性金属（カドミウム、ヒ素、鉛、スズ、有機スズ、有機水銀など）、農薬、油脂の変敗、洗剤など。

● 自然毒

動植物などが体内でつくり出したもの、または食物連鎖を通じて有毒物を組織内に蓄積したもので、動植物自体には毒性を示さないがヒトに食中毒を起こさせるものを自然毒と呼んでいる。

植物性自然毒：有毒植物（アルカロイド類、ソラニン、青酸配糖体など）、毒キノコ、など。

動物性自然毒：フグ毒、麻痺性貝毒、下痢性貝毒、テトラミン、シガテラ毒など。

主な食中毒細菌・ウイルスの特徴

カンピロバクター、ノロウイルス、サルモネラ菌、黄色ブドウ球菌、腸炎ビブリオ、下痢原性大腸菌、ウエルシュ菌などの主な食中毒菌の特徴については、「5　主な食中毒菌一覧」および次章の「食中毒事例」を参照されたい。

③ 食中毒事例

No. 1　鮮魚料理とPL法（製造物責任法）

シガテラ毒・イシガキダイ料理で1300万円の賠償
調理者は食材選びにも世界最新の知識を持っていなくてはならない！

事件の背景―食中毒の原因料理は、製造物でいう「欠陥品」か否か

　2005年1月東京高等裁判所で、食中毒被害を巡り、原因となった割烹料亭の鮮魚料理が、**製造物責任法（PL法）に言う「加工品」**に当たるか否かが争われた訴訟の控訴審判決があった。この判決では、鮮魚料理も「加工品」に該当すると判断され、**「欠陥品」**に当たる料理を提供した料亭に対して、被害者らの約3,800万円の損害賠償請求に対して、約1,300万円の支払いが命じられた。

　食中毒被害においては民法による損害賠償請求も可能だが、被害者は調理した側の過失を立証しなくてはならない。しかし、1995年施行の消費者保護の立場に立つPL法では、被害者側に製造者の過失を証明することは課しておらず、今回の判決が注目された。

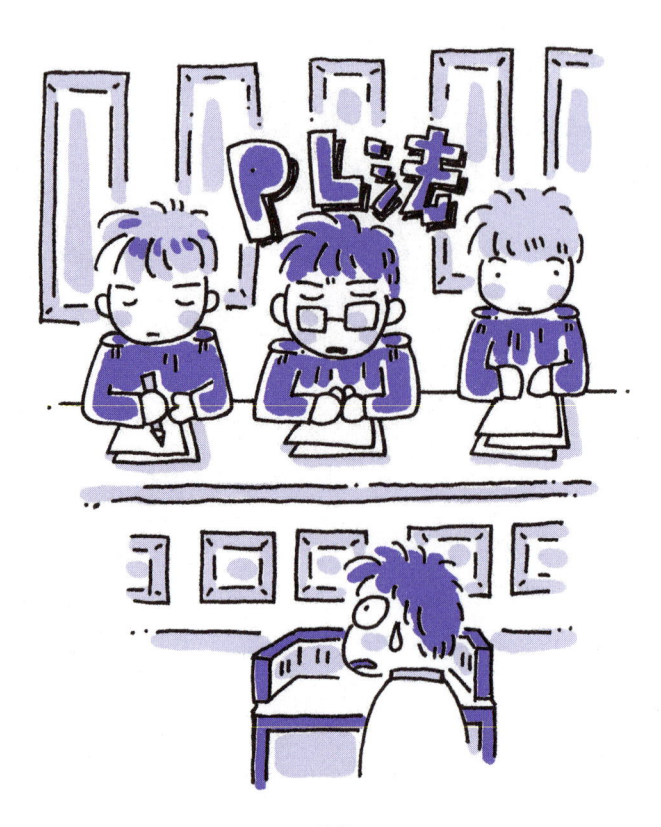

シガテラ毒をもったイシガキダイのアライで食中毒

　1999年8月、利用客8名が千葉県内の割烹料亭を訪れ、イシガキダイのアライ、兜の塩焼きなどの料理を食べた。このときのイシガキダイに含まれていたシガテラ毒素を原因とする食中毒に罹(かか)って、下痢、嘔吐、発疹、皮膚搔痒(そうよう)症などの症状を呈した。シガテラ毒素による食中毒は、シガトキシンとその関連毒によって起こるもので、海藻の表面に生息する鞭毛藻(べんもうそう)によりつくられる毒が、食物連鎖により魚に蓄積され、それをヒトが摂取することによって生じるといわれている。

■「加工品」の定義とイシガキダイの毒素汚染の「認識可能性」で争われた裁判

　利用客らの主張は、料亭が業として「加工」し、利用客らに食させた料理（製造物）にシガテラ毒素が含まれていたという「欠陥」を有していたと主張した。そのために身体または財産が侵害されたといえるので、料亭には製造物責任法3条に基づく損害賠償責任があるとして、料亭に対しPL法に基づく損害賠償請求訴訟を提起した。

　一方、料亭はイシガキダイに含まれていたシガテラ毒素は、もともとイシガキダイに含まれていたものであり、料亭の調理（製造・加工）により新たな危険性が作り出されたわけではない。また、料亭では毒素を識別することもできなかったし、調理方法でこれを排除することもできなかったので、料亭の調理方法は、法のいう「加工」には当たらないとして製造物責任を争った。

　また、料亭は、シガテラ毒素は沖縄県を中心に多数報告されているが、千葉県勝浦市付近での報告例がないことやシガテラ毒魚としてイシガキダイを挙げた文献は見当たらないことなどから、科学技術の最高水準の知見をもってしても提供したイシガキダイがシガテラ毒素を有していることを発見、認識することは不可能だったと主張した。

判決を左右した食材の危険性認識の可能性

　判決では、次の3点に判断が下され、賠償支払いが命じられた。
　① **イシガキダイのアライは「加工品」か否か**
　　食品加工においては、**原材料に加熱、味付けなどを行ってこれに新しい属性ないし価値を付加したといえるほどに人の手が加えられていれば、PL法にいう「加工」に該当する**と判断された。したがって、イシガキダイという食材に手を加え、客に料理として提供できる程度に調理した料亭の行為は、法にいう「加工」に該当すると判断された。
　② **「イシガキダイのシガテラ毒素」についての認識可能性**
　　製造業者の免責については、当時の世界最高の科学技術の水準の知識をもってして

も、なお当該製造物の欠陥を認識することができなかったことを証明して、初めて免責されると判断された。すなわち、今回の事例では千葉県勝浦沖でとれたヒラマサを原因魚種とする同様の発症例があり、文献により知ることができた。既存の知識を総合すれば、本件料理がシガテラ毒素を含有することを認識することがまったく不可能であったとはいえないという判断であった。

③ PL法の適用対象かどうか

高度化した製品事故において被害者がその過失を立証することが困難であることから、PL法の趣旨では被害者救済の見地から立証負担を軽減している。したがって、PL法においては製造物の欠陥によって被害が発生した場合には、損害を製造者に負担させ、被害者の救済を図ることになる。

以上のような判断で、本件は食中毒の料理に関してPL法の適用がなされ賠償が命ぜられた初めてのケースとなった。ここで注目したいのは、製造業者の免責については、「当時の世界最高の科学技術の水準の知識をもってしても、…欠陥を認識できなかったことを証明して」はじめて認められるということである。

この判決文を、座右の銘とし、食材調達にあたっては、より一層の安全を期す必要がある。

■ ま と め

　食中毒発生に伴い営業者には次のような責任が発生するが、これらに製造物責任法（PL法）も関係してくるのである。
- 行政上の責任：食品衛生法による営業の禁・停止処分、商品の回収・廃棄処分、懲役または罰金刑
- 刑事上の責任：刑法による刑事処分
- 民事上の責任：慰謝料、損害賠償金など
- 社会的道義的責任：被害者救済の社会的責任が追及され、信用失墜し、同業者への影響も大きい。

食品事故と損害賠償

（食品事故と損害賠償金支払い状況）

社団法人日本食品衛生協会の2007年度食品営業賠償共済の共済金支払い実績によると、1事故当たりの平均被害者数は37名で、支払額104万円であり、患者1人当たりへの支払額は約3万円であった。過去9年間の平均値との比較では、事故総発生件数が1.4倍、総被害者数が2.1倍、

総支払額は約1.7倍、1事故当たりの被害者数1.5倍、1事故当たりの支払額1.2倍と増加している（**表1　食品営業賠償金支払い状況（1998年～2007年）**）。また、被害者に対する全支払い額の内訳としては、**慰謝料**40％、**休業補償**32％、**治療費**15％、**通院交通費**1％などとなっていた。

　業種別件数内訳では、一般飲食店が52％、仕出し・弁当店が17％、旅館が10％の順であったが、被害者総数では、仕出し・弁当店51％、飲食店16％、旅館と食品製造業が10％を占めた。共済金支払い状況でも、対象患者数が多い仕出し・弁当店の56％が最も多く、飲食店15％、食品製造業13％の順であった（**表2　2007年度業種別共済金支払い状況**）。

　原因物質別の共済金支払い状況では、ノロウイルスによる食中毒が大きな割合を占めた。すなわち、事故発生件数では、ノロウイルス28％、不明16％、異物混入13％の順であった。被害者数ではノロウイルス76％、不明9％、サルモネラ5％であり、共済金支払い状況でも、ノロウイルス61％、病原大腸菌15％、サルモネラと不明7％という結果であり、ノロウイルスによる事件の多発と大量の患者発生が特徴的であった（**表3　2007年度病因物質別共済金支払い状況**）。

表1　食品営業賠償金支払い状況（1998年～2007年）

	総件数	総被害者数（人）	共済金支払総額（円）	被害者数（人）／事故	支払額（円）／事故	支払額（円）／人
2007年	410	15,031	426,049,723	37	1,039,146	28,345
9年間平均（1998～2006年）	287	7,286	246,968,928	25	851,281	34,079

（社）日本食品衛生協会資料より

表2　2007年度業種別共済金支払い状況

業　　種	事故件数	被害者数（人）	共済金支払額（円）	被害者数（人）／事故	支払額（円）／事故	支払額（円）／人
一般飲食店	213	2,374	63,548,125	11	298,348	26,768
仕出し・弁当	71	7,639	237,672,674	108	3,347,502	31,113
旅　館	41	1,483	24,075,148	36	587,199	16,234
食品製造業	35	1,481	53,250,953	42	1,521,456	35,956
す　し	22	1,308	28,336,363	60	1,288,017	21,664
食料品販売	21	348	12,425,901	17	591,710	35,707
給食施設	5	283	4,760,255	57	952,051	16,821
魚介類販売業	1	115	1,716,271	115	1,716,271	14,924
喫茶店	1	0	264,033	0	264,033	0
合　　計	410	15,031	426,049,723	37	1,039,146	28,345

（社）日本食品衛生協会資料より

表3　2007年度病因物質別共済金支払い状況

業　種	事故件数	被害者数（人）	共済金支払額（円）	被害者数（人）／事故	支払額（円）／事故	支払額（円）／人
ノロウイルス	115	11,429	258,858,047	99.4	2,250,940	22,649
カンピロバクター	31	288	6,146,967	9.3	198,289	21,344
サルモネラ	13	691	29,744,449	53.2	2,288,035	43,046
黄色ブドウ球菌	10	143	2,531,971	14.3	253,197	17,706
腸炎ビブリオ	6	374	11,499,398	62.3	1,916,566	30,747
病原大腸菌	6	513	62,103,385	85.5	10,350,564	121,059
ウエルシュ菌	4	96	1,468,727	24.0	367,182	15,299
セレウス菌	1	13	157,235	13.0	157,235	12,095
アニサキス	20	27	1,689,059	1.4	84,453	62,558
アレルギー	3	3	145,885	1.0	48,628	48,628
異物混入	55	59	11,525,450	1.1	209,554	195,347
不　明	67	1,348	30,006,891	20.1	447,864	22,260
その他事故	10	18	5,546,610	1.8	554,661	308,145
施設賠償事故	55	29	3,889,621	0.5	70,720	134,125
受託賠償事故	14	0	736,028	0.0	52,573	0
合　計	410	15,031	426,049,723	36.7	1,039,146	28,345

（社）日本食品衛生協会資料より

No.2　界面活性剤

酒ダレと廃油処理剤を取り違えて「海鮮盛合せ」大混乱
洗剤、消毒剤、殺虫剤などは保管場所や容器を明確に区別することが肝心

めったにないが、油断するとうっかりミスは必ず起こる

■ 調理場には洗剤、殺虫剤などが意外と多い

　今回の事例は「廃油処理剤」であったが、調理施設内には石鹸、洗剤、消毒剤、殺虫剤などの類（たぐい）で口から入ってはまずいものが意外と多く置かれている。その種類も多く、薬剤が入っている容器やその表示は、区別しやすいとは限らないので、整理整頓し、誤認しないように、見やすく分かりやすく管理しておくことが肝要である。

　飲食物を扱う施設では、食材保管場所、下処理場、調理場、製品保管庫、食器保管庫、配膳場、更衣室、トイレなどと、作業目的別に区画して使い分けることになっている。これは飲食に伴う衛生上の危害の発生が起こりにくい環境を整えるための基本である。**飲食物に関わる調味料や食材と、口から体内に入ってはいけない洗剤や消毒剤を同じ場所に保管することは、絶対に避けなければならない。**

お酒と廃油処理剤を間違えてしまった

■ その日、廃油処理剤が調味料棚に置かれていて、他の調味料のボトルとよく似ていた

　飲食店の経営者から「店に来た2グループの4名から、食べた料理に苦みがあり舌がしびれた、との苦情があったので調べたら、焼き用の酒ダレ容器に、間違って廃油処理剤が入っていて、具合の悪くなった二人は、医療機関に入院した」との連絡が保健所にあった。

　詳しい状況を聞くと、入院した2名は店内の卓上に置かれていた「酒ダレ」をかけて「海鮮盛合せ」を焼いて食べたところ、直後に強烈な苦みと口の中にしびれを感じたとのこと。臨席の客2名も同様の苦みを訴えたので、店長が調べたところ「酒ダレ」の容器には廃油処理剤が入っていた。

　この店では、客の好みによって卓上の「しょうゆダレ」、「照り焼きダレ」、「酒ダレ」を選び、客自らが食材を七輪で焼いて食べるようになっていた。各客席のタレは厨房入り口近くの調味料用の棚にある容器から小分けされて配置されていた。小分け用の「しょうゆダレ」と「照り焼きダレ」はペットボトル入りで、「酒ダレ」は紙パック入りの日本酒が使用されていた。

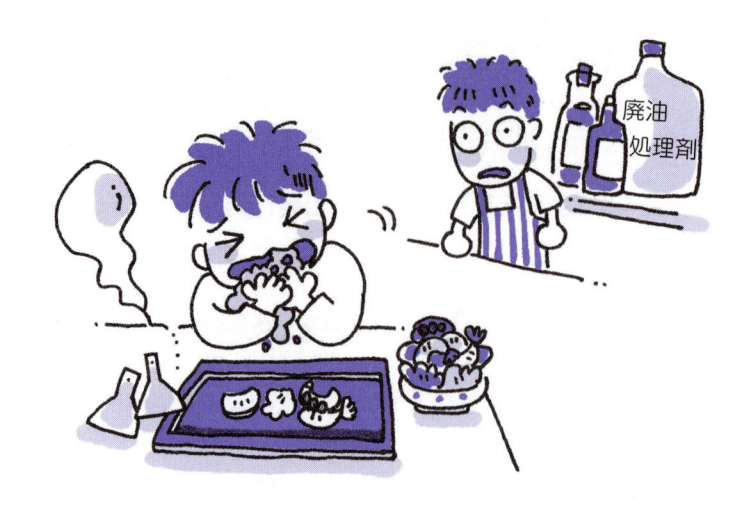

しかし事故当日は、調味料棚には通常は置かれていないペットボトル入りの廃油処理剤が置かれており、廃油処理剤のペットボトルの形状は「しょうゆダレ」、「照り焼きダレ」のペットボトルと非常によく似ていた。

　客席は6か所あり、4か所には前日の残りの「酒ダレ」がそのまま置かれていたが、他の2か所の「酒ダレ」には廃油処理剤のペットボトルから小分けされたものが置かれた。小分け作業を行ったのは採用3日目のアルバイト店員であり、ペットボトルの廃油処理剤が無色透明であったために色からは日本酒との区別がつかなかったようである。

　また、ペットボトルには廃油処理剤の名称が大きく明記されていたが、ボトルの取っ手を持つとラベルは反対側になってしまうために気付かずに使用してしまったことが原因だった。

通常置かれていないところに、廃油処理剤

■ 従業員教育のお粗末さの結果

　「いったい何食わせる気だ!!」。状況を聞くだけで、お客の怒りの声が聞こえてきそうである。

　最近の居酒屋などの飲食店では、正社員は店長だけというところも少なくなく、その他の店員はアルバイトやパートで、日本語や食材の理解が十分でない外国の人も増えている。だからこそ、基本的な従業員教育をまずしっかりしなければならない。今回は、その従業員教育のお粗末さが、はからずも出てしまったような気がする。

　利用客にとっては飲食店で提供される食べ物は、だれが作った物であっても、安心して食べられる物でなくてはならない。

　この事例では、**食材とそれ以外の物をはっきりと分けて保管するという基本**、日本酒の容器はコレ！という教育がなかったことが、大きな問題であった。

過去の事例を見ても、洗浄剤や消毒薬用の容器が水、酒、酢、油、白ワインなどの容器と類似していたり、保管場所が同じであったりしたことで同様の事故が繰り返されている（**表4** 洗剤・消毒剤による事故例）。今回の事件は、だから決して他人事ではない。

飲食店の調理場に立ち入った際に、棚の上に殺虫剤が置かれているのを見かけることがある。何故かと理由を聞けば「虫が出たときにすぐに使えるから」という答えが返ってきた。「殺虫剤が食材や調理器具にかかって、食品に混入したらどうするのか‼」と言いたいが、こういうことでは事態は改善しないのである。

表4　洗剤・消毒剤による事故例

発生月日	発生場所	事　例	原　因	患者数（名）	原因施設
2003年6月	東京都	コールスローサラダに塩化ベンザルコニウム	サラダを和える前に使用するゴム手袋を塩化ベンザルコニウム（逆性石鹸）で消毒したが、消毒後の水洗が不十分であったためにサラダに混入した。	1	惣菜製造業
2004年2月	神戸市	おにぎりに粉石鹸	小学校の給食で残ったご飯を使い生徒がおにぎりを握った。その際に教諭が配膳台の引き出しにあった粉を塩だと思って生徒の手に振りかけたが、粉石鹸であった。	4	小学校
2004年7月	東京都	酒と間違えて中性洗剤を提供	従業員の不注意により、中性洗剤を酒徳利に入れて提供してしまった。	8	飲食店
2005年2月	横浜市	飲用ポットに次亜塩素酸ナトリウム溶液	給食従事者が、野菜殺菌用の次亜塩素酸ナトリウム自動供給用の蛇口から生徒の飲用水用ポットに次亜塩素酸ナトリウム入りの溶液を注いでしまった。	3	高等学校
2008年3月	福島県	焼きそばに洗剤	飲食店で焼きそばやお好み焼きを食べた客が唇、舌やのどにしびれを訴えた。店では調理油用の容器に誤って洗剤を入れてしまっていた。	22	飲食店
2008年4月	京都府	アイスコーヒーに洗浄液	アイスコーヒーを少量飲んだ客が直後に吐き気を訴えた。店の従業員がコーヒーサーバーを洗浄した際に洗浄液がコーヒーサーバーに残り、アイスコーヒーに混入した。	1	飲食店
2008年11月	横浜市	芋煮に台所用合成洗剤	老人クラブの芋煮会の参加者が唇のしびれやおう吐を訴えた。調理したメンバーが、ボトルの形状が似ている食用油と合成洗剤を取り違えて料理に使用してしまった。	23	自治集会所

■ま と め
・調理に関係ない洗剤・消毒剤等は食品類とは別の場所に保管する。
・容器の移し替えをしたら必ず内容を明記し、周囲に声をかけておく。
・慣れない従業員には責任者が具体的かつ的確な指導を行う。
・責任者が提供する商品の管理を行い、できるだけ管理状況を記録する。

No.3　フグ毒―テトロドトキシン中毒

「フグの肝臓スープ」、ちょっとのつもりが食中毒
フグの素人料理は命取り！　青酸カリより怖いフグ毒

フグ毒は、きわめて強力

　フグは世界で100種以上、日本で約55種が知られているが、フグの仲間は毒を卵巣、肝臓、皮、腸などに持っていることで知られる。2008年に山形で起きたフグ毒の食中毒事件は、「ヒガンフグ」の精巣が原因となった。2009年には富山県でフグ取扱い資格を持つ寿司屋の店主が、市場から種類不明のフグを仕入れ、さらに小さい肝臓ならば大丈夫と勝手に考えて提供したために二人の客が意識不明の重体になった。

　ふぐ調理師免許を持つ専門家以外は、絶対に扱ってはならないが、たとえ資格を持っていてもフグの鑑別もしっかりできず、有毒部位の知識も不足した調理人は言語道断である。

　フグ毒はテトロドトキシンと呼ばれる猛毒で、その毒性の強さは青酸カリの約1,000倍もあり、調理程度の加熱では分解せず、毒性の強いマフグ1匹で30人を死亡させることができると言われている。

　都道府県においては、食品衛生法を根拠法として、条例で、フグの調理は有毒部位の確実な除去などができる者及び施設に限って行うことができることになっている。しかし、肝臓などの内臓を家庭で食べて食中毒をおこす例や、ふぐ調理師免許のない料理店などでの事故が後を絶たない。知識不足の調理人のフグ料理は命にかかわる危険が大きく、まさ

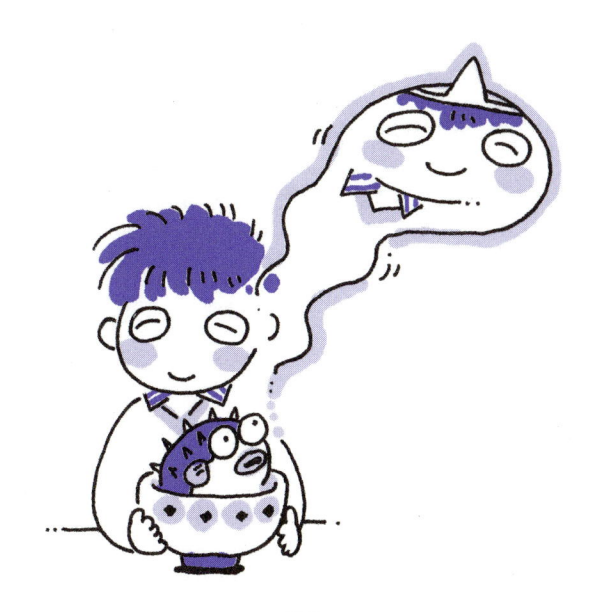

に"フグの素人料理は命取り！"なのである。

長年食べ続けた「フグの肝臓」─少しなら大丈夫？

　医師から「フグ中毒の疑いがある患者を診察した」との連絡が保健所にあった。保健所の調査によると、患者は韓国の市場でトラフグを購入し、その場で処理をしてもらって日本に持ち帰ったが、その際にフグの肝臓も入手していた。患者が自ら「フグ肝臓のスープ」を調理して茶碗に1杯ほど飲んだところ、約3時間後になって舌のしびれなどの症状があったため病院に救急搬送された。残品の「フグ肝臓のスープ」にはフグ毒（テトロドトキシン）が **200MU/g** *検出されたことから、保健所は食中毒事件と断定した。

　患者は昭和20年代からフグを食べ始め、韓国旅行の際にフグを買い求め、長年にわたり肝臓も食べ続けてきたようであった。その背景には、フグの肝臓には毒があることは知っていたが、少量であれば食べても大丈夫とか、水にさらせば大丈夫というような誤った知識があった。

フグ毒食中毒の4件に3件が家庭での素人調理が原因

　フグが関係した食中毒事件は2004年から2008年までの5年間で214件発生しており、毎年40件前後の発生がある（**表5**　フグによる食中毒の原因施設別発生件数と患者数、死者数（2004年〜2008年））。

　5年間におけるフグによる食中毒事件の都道府県別発生件数では、広島県（26）、山口県（22）、長崎県（20）、沖縄県（13）、福岡県（12）、兵庫県（11）と西日本における発生が多い。また患者数（364人）に対する死者数（11人）は3％である。原因施設では家庭における事例が最も多く159件、74％を占める。これらの事例のほとんどは、自分で釣ったフグについて十分な認識がないまま調理したことによるフグの有毒部位の誤食

表5　フグによる食中毒の原因施設別発生件数と患者数、死者数（2004年〜2008年）

| 西暦（年） | 原因施設 | | | | | | | | 総事件数（件） | 総患者数（人） | 総死者数（人） |
	家庭	飲食店	販売店	事業所等	製造所	旅館	その他	不明			
2004	38	6	4	1			1	2	52	56	3
2005	41	1	2		1		2	1	48	89	3
2006	24	7	1	1		1		1	35	65	1
2007	28	7	3					1	39	75	2
2008	28	5	2		1		4		40	79	2
総計	159	26	12	2	2	1	7	5	214	364	11

厚生労働省全国食中毒事例より集計

であり、フグの素人料理が非常に危険であることを示している。過去には、有毒部位の処理が不十分であった飲食店の残飯の中からフグを拾って食べたホームレスの中毒例もある。

フグの毒に「当たれば死ぬ」ことから、俗にフグのことを「鉄砲」と言い、略して「鉄」と呼ばれる。したがって、フグの刺身は「鉄の刺身」＝「てっさ」と言われ、フグのちり鍋は「てっちり」と呼ばれる。縄文時代の遺跡からもフグの骨が出土しており、古くからヒトの食用にされてきた歴史を持つ魚である。

■ フグ毒中毒の症状

フグ毒による症状は食後1時間半から8時間の間に次のような経過をたどる。

第一段階：食後20分から3時間後までに、唇、舌端のしびれが手足に広がり、頭痛、激しいおう吐が続く。
第二段階：運動不能、知覚障害、言語障害があり、呼吸も困難になる。
第三段階：全身に完全な運動麻痺が起こり、発声はできても言葉にならず、意識も混濁してくる。
第四段階：意識消失後に呼吸停止で死に至る。

意識は死の直前まで明確であると言われ、今にも死にそうな自分の様態について医師が家族に説明している内容や、葬式の準備、遺産相続の話などの様子をしっかり覚えていたというような笑えない話もある。

何故フグが毒（テトロドトキシン）を持つかについては、フグ自身は体内で毒物を作り出す機構を持っていないため食物連鎖による毒物の濃縮説が有力である。フグ以外にツムギハゼ、ヒョウモンダコ、スベスベマンジュウガニ、ヒトデ、貝の一部にもテトロドトキシンを持つ生物が発見されている。

■ ま と め

・フグ毒は熱に強く、煮る・焼くなどの調理では毒性はなくならない。
・フグの素人料理は絶対に行わない。
・フグ取扱い施設は有毒部位の処理を確実に行う。

＊ MU：マウスユニット

体重20gのマウスを30分以内で殺すことのできる最低毒量を1MU（マウスユニット）と言い、検査試料1g中に入っている毒量をMU/gで表す。ヒトの致死量は約10,000MUである。

No. 4　寄生虫アニサキスによる被害

メジマグロの刺身から、透明な寄生虫が3匹
天然の魚には、天然の寄生虫がついているのが自然界！

クジラやイルカの胃に生息、高温、冷凍に弱い

　アニサキスは本来ヒトの寄生虫ではなく、クジラやイルカなどの胃に寄生して成虫となる回虫の仲間である。クジラやイルカの糞便中に交じって、海中にアニサキスの卵が放出される。そして、**アニサキス卵→オキアミ→イワシ→サバ・ニシン・タラ→クジラ・イルカ**の順番で、小さなものが大きなものに食われていくという**食物連鎖**を形作っている。

　この食物連鎖の途中で、幼虫がイワシやイカなどの北方回遊性魚介類の体内にいるときにヒトがこれらの魚介類を生食すると、幼虫はヒトの胃壁や腸壁に迷い込んでアニサキス症を引き起こすのである。症状がひどい場合には、急激な胃痛とおう吐の症状を伴うために救急車で病院に運び込まれ、緊急に開腹手術になったという例もある。

　通常、病院では胃カメラによってアニサキスを確認し、虫体を摘出して治療する。しかし、体内に入ったアニサキスが必ず胃腸障害を起こすわけではなく、便中に排出されてしまうことの方が多いと考えられる。

　アニサキスの幼虫は高温に比較的弱く、60℃では数秒で死んでしまい、-20℃では24時間以上凍結すれば安全である。ただ、低温の2℃くらいでは50日程度生きながらえるようで、この温度帯では注意が必要である。

　原因となる魚種は、サケ、ホッケ、タラ、サバ、イカ、メルルーサ、アジ、イワシ、アンコウ、サンマ、マグロなどである。

刺身を食べて七転八倒

■ **保管中に魚の腸管から、身に移行したアニサキスの幼虫**

　「魚介類販売店で購入したメジマグロの刺身を2切れ食べたところ、透明な寄生虫が3匹出てきたので食べるのを止めて残りの刺身を販売店に返品した。しかし、刺身を食べてから約5時間後に、吐き気、おう吐、胃けいれんなどの症状を起こして医療機関を受診した」との連絡が保健所にあった。

　残品のメジマグロ刺身を検査したところ、運動性のあるアニサキス14個体が検出された。また、患者の胃壁から摘出された寄生虫もアニサキスであったことから、保健所はメジマグロ刺身による食中毒と判断した。

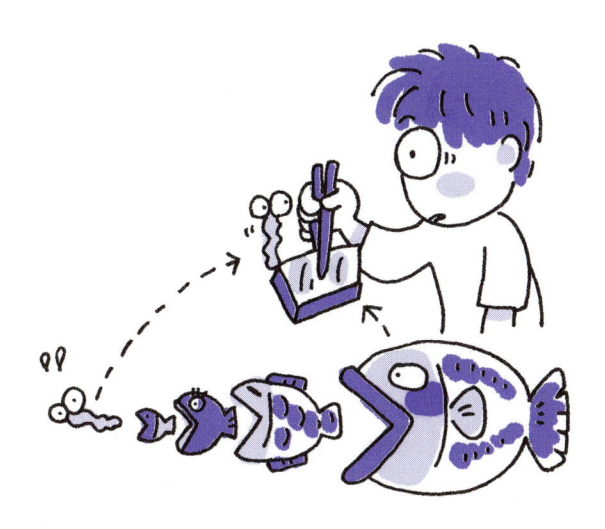

メジマグロは魚介類販売店での販売の2日前にF県の業者から出荷され、1日前に都内市場経由で当該販売店に入荷して未処理のまま冷蔵庫に一晩保管されていた。販売当日に鮮魚担当が刺身用パックとして調製したが、まな板の使い分けなどはされており、加工工程において寄生虫がパックの中に入り込んだとは考えられなかった。
　しかし、メジマグロ入荷後に内臓を除去しないまま冷蔵庫内に保管していたことから、この保管中に寄生虫が内臓から筋肉部位に移行したものと考えられた。結果的には、筋肉部位に移行したアニサキスが加工時に除去されないまま刺身用として販売されたことが食中毒発生の直接的な原因であった。

アニサキス対策は、魚の内臓除去と冷凍。そしてよく見ること

　魚介類の寄生虫は、冷凍処理することにより殺すことができる。オランダでは、よく食されるマリネ用のニシンは **24 時間以上の凍結処理** が法律で義務づけられている。
　日本でも大型マグロは鮮度保持のために水揚げ直後に内臓などが除去され、急速凍結されることが多いため、一般流通しているマグロについてはアニサキス感染の可能性は非常に低いと考えられる。しかし、メジマグロ（クロマグロの幼魚）のような小型マグロは内臓を除去せずに氷詰めされて流通しており、時間経過とともにアニサキスが内臓から筋肉部位に移行することが考えられる。また、小型マグロは冷凍すると品質の劣化が著しいため凍結処理されずに提供されるのである。
　魚の寄生虫には消費者はほとんどお目にかかることがないために、市販された切り身魚に寄生虫が見つかるとびっくりして保健所に届け出てくることが多い。魚の寄生虫も自然界の食物連鎖の中で生きているわけであるから、天然の魚に寄生虫がいても不思議はないが、消費者心理としてはパックに入れられて販売されている商品に寄生虫などとんでもな

いということになる。

■ **寄生虫の除去は手作業**

実際には魚のパック詰め前に、魚屋さんがピンセットで寄生虫を1匹ずつ取り除いているのである。**アニサキス幼虫**（直径1.4ミリ、長さ10～40ミリ）は肉眼で十分に見える大きさである。しかし、天然の魚の寄生虫の状況は、魚種、収穫の時期や場所などによっても影響を受けるため、取り除ききれないで消費者の手に渡ってしまうこともままあるのが現状である。

これも誤解されていることが多いのだが、料理に用いられる程度のワサビ、**醤油、酢などでアニサキスを殺すことはできない**。しめさばを自分で作る場合には、塩じめの工程で－20℃、**24時間以上冷凍することがアニサキス症にかからないための最善の方法である。**

国内では1年間に2,000～3,000名のアニサキスによる急性胃腸炎患者が発生していると推定される。2004年からの5年間には17例のアニサキス食中毒事件が報告されているが、2007年と2008年の2年間で12事例が報告されている。1事例当たりの患者数は1名と少ないのが特徴である（**表6** アニサキス食中毒発生事例（2004年～2008年））。

表6　アニサキス食中毒発生事例（2004年～2008年）

年（西暦）	発生月日	発生場所	病因食品	摂食者数	患者数	原因施設
2004	9/11	国内不明	サバの刺身（推定）	不明	1	不　明
2004	10/28	神奈川県	不明（10月27日に提供された寿司料理）	294	1	飲食店
2005	6/15	東京都	メジマグロ（刺身）	1	1	販売店
2005	6/22	山形県	刺身（推定）	不明	1	不　明
2005	9/12	宮崎県	刺身	4	1	販売店
2007	6/22	岩手県	タラの刺身	4	1	家　庭
2007	6/24	神奈川県	にぎり寿司	91	1	飲食店
2007	8/10	東京都	シロザケ	2	1	販売店
2007	8/12	愛知県	にぎり寿司（推定）	4	1	飲食店
2007	9/28	福島県	しめさば（平成19年9月27日提供）	1	1	飲食店
2008	2/13	宮崎県	ハマチ刺身	3	1	家　庭
2008	2/24	宮崎県	サバの刺身	1	1	飲食店
2008	4/26	静岡県	海鮮丼	2	1	飲食店
2008	5/25	神奈川県	不明（5月25日寿司ランチ）	2	1	飲食店
2008	9/3	宮崎県	サバ料理	1	1	家　庭
2008	9/6	大阪府	サバ調理品	2	1	飲食店
2008	10/18	東京都	しめさば	2	1	飲食店
総計				413+α	17	

厚生労働省全国食中毒事例より集計

■ ま と め

・アニサキス食中毒予防のためには、−20℃以下で 24 時間以上の凍結処理が有効である。
・漁獲後なるべく早い段階での内臓除去が重要である。
・冷蔵庫内保管中に魚のアニサキスが他の食材に移行しないように保管場所を分ける。
・小型の魚で内臓にアニサキス寄生が確認された個体は生食用としないことが賢明である。
・加工者は魚の処理時にアニサキスの確認と確実な除去を行うことが肝心である。

No. 5　ヒスタミン食中毒

わらさ西京焼きでじんま疹被害──味噌漬け作り置き14日目
原因はヒスタミン、加熱しても残留、肝心なのは菌を増やさないこと

ヒスタミンは、魚体に取りついた細菌が作り出す

■ 魚が悪くなるに従って増え、熱にも強い

　よく「サバにあたる」ということで知られた食中毒である。赤身の魚を食べたときに起こりやすく、原因はヒスタミンという化学物質である。一般的には大人1人当たり50～250mgのヒスタミンで、1時間前後で顔面紅潮、頭痛、じんま疹、発熱などを発症すると言われている。

　ヒスタミンは、モルガン菌という細菌や好塩性ヒスタミン産生菌が増えるときに、魚に含まれるヒスチジン（アミノ酸の一種）が分解されることで作り出される。

　このヒスチジンという物質は、マグロ、カツオ、サバなどの赤身の魚に多く含まれ、漁獲されたときに魚体に菌がつき、その時から菌が増えるのに比例してヒスタミンが魚肉で増えていくという筋書である。白身の魚は赤身の魚に比べてヒスチジンが少ないだけで、含まれるヒスタミンの量が多ければ、白身の魚であっても症状を引き起こすことがある。

　鮮魚や加工品中のヒスタミンが増えるのを防ぐには、流通、販売、調理加工、提供まで低温に保ってヒスタミン産生菌が増えるのを防ぐことが重要である。しかし、低温でも増えるヒスタミン産生菌もいて、5℃に貯蔵しても増殖してヒスタミンを産生することがある（5日以内に、100mg/100gという報告もある）ので保存期間に注意する必要がある。

　また、いったん作られたヒスタミンは、普通の加熱調理程度の熱では壊れないのでやっかいである。今回の事例は、そのどれもが当てはまって起こったものである。

調味加工、冷蔵保管も長期保存は禁物

■ 焼いてもヒスタミンは残っていた

　ある会社の診療所から、「社員食堂で昼食に焼魚定食を食べた16名が、食べた直後から顔が真っ赤になり、じんま疹が出て、下痢をしている」との連絡が保健所に入った。

　この社員食堂では「わらさ西京焼き定食」を、この日の11時から13時にかけて188食出していた。定食を食べた人のうち94名の調査を行うことができたが、発症者は当初の報告より増えて43名で、11時30分から16時30分にかけて症状が出たということ

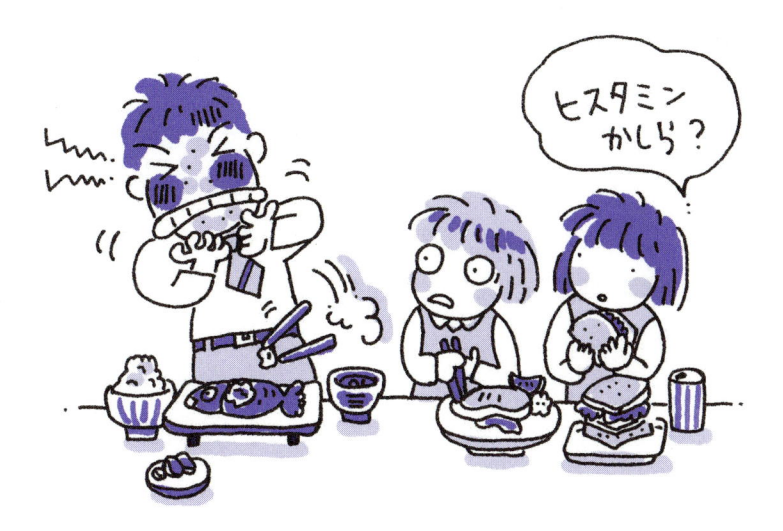

であった。

　また、残っていた「わらさ西京焼き」の魚肉を検査したところ、100g当たり220mgのヒスタミンと不揮発性アミンのカダベリン、チラミンが検出された。このことから、この事例は社員食堂の焼魚に含まれていたヒスタミンによるアレルギー様食中毒と判断された。

　次に「わらさ西京焼き」の提供されるまでを聞き取りしたところ、わらさを調味加工した後に冷蔵保管し、調味加工後6日目と14日目の2回に分けて焼魚として提供したとのことであった。幸い、調味加工6日後の提供分では食中毒は発生せず、14日目に出したものが食中毒の原因となったものである。

　このことから、わらさに付着していたヒスタミン産生菌が、調味加工後6日以降14日までの冷蔵保管中に増殖したか、または14日当日の焼き上げまで室温放置された数時間のうちに増えてヒスタミンが発症量にまで達したものと推定された。

西京漬けで14日目に出すのは常識外れでは⁉

■ 西京味噌は、甘味噌で塩分濃度は通常の味噌より低い

　今回の事例を見て思うのだが、わらさ（出世魚ブリの成魚になる前のもの）を、西京漬け用の味噌（米糀を多く配合した甘口味噌にみりんなどを合わせたもので、魚や肉に塗ってうま味を引き出す。塩分濃度は、味噌汁に使う味噌12％に対して5％程度と低い）に漬けて、食べごろは2～3日後である。冷蔵していたとはいえ6日間も「ちょっと…」と思うが「14日‼‼」と聞いてはその安全性には大いに疑問が残るのである。

　いかに経費節減とは言え、これでは福利厚生を目的とする社員食堂が台なしである。

　今回は、調理の知識不足も気になったが、一般的に（くさやなどは別）調味液などに漬

け込んだりして下味をつけた魚を冷蔵庫に長期間保管しておき、最終的に加熱調理して提供すれば大丈夫と考えるのは間違いである。

　生に近い魚を冷蔵保管することは、ヒスタミン産生菌の発育を遅くすることはできるが、先にもふれたが、ヒスタミン産生菌の中には低温でも増殖できる菌がいる。したがって、冷蔵保管の期間が長くなれば菌の増殖とヒスタミン生成の機会が増えることになる。また、冷蔵してあった調味済みの魚を室温に置いておくことは、急激にヒスタミン産生菌の増殖を促すことになるので厳禁である。

　最終的に焼魚として提供する食品（魚）であっても、しっかりと温度管理した新鮮な材料を素早く調理して提供することが美味しく安全な料理の基本である。

発症率は12.5％。原因施設は飲食店50％。意外と多い大量調理施設

■ ヒスタミンを増殖させない工夫を

　ヒスタミンが関係した全国の食中毒事件は、2004年以降の5年間で61件発生しており、原因となる魚は、マグロ、カジキ、サバ、サンマ、ブリなどであった（表7　ヒスタミンによる食中毒件数と原因となった魚種（2004年～2008年））。61件の事件での原因食品摂食者数は7,807名で、発症した患者数973名、発症率は12.5％であった。原因となった施設は、一般の飲食店（約50％）の他に、事業所、学校、保育所等の給食などの、大量調理施設に多い傾向がある。

　近年の年間発生件数は10件前後、患者数100～200名であったが、2008年は発生件数22件、患者数462名と例年を大きく上回る結果であった（表8　ヒスタミンによる食中毒の発生状況（2008年））。特に大量調理する施設においては、食材の中の細菌を増やさないための調理方法や段取りに工夫の余地があると思われる。

表7　ヒスタミンによる食中毒件数と原因となった魚種（2004年～2008年）

原因魚	マグロ	カジキ	サバ	サンマ	ブリ	イワシ	カツオ	アジ	イナダ	ツバス	ハマチ	ワラサ	総計
件数	13	13	9	6	6	5	3	2	1	1	1	1	61

厚生労働省全国食中毒事例より集計

表8 ヒスタミンによる食中毒の発生状況（2008年）

発生月日	発生場所	原因食品	摂食者数	患者数	原因施設
2/15	神奈川県	イワシのつみれ（汁）	14	8	保育所（給食施設）
3/3	石川県	サワラ（クロカワカジキ）	231	47	販売店
3/7	愛知県	カツオのたたき（推定）	3	3	家庭
3/13	京都府	マグロのバター焼き	49	9	事業場（給食施設）
4/14	東京都	カジキの揚げ漬け	59	23	事業場（給食施設）
5/21	栃木県	カツオの味噌漬焼き	21	5	飲食店
6/2	群馬県	カジキマグロの照り焼き	2,899	78	学校（給食施設）
6/6	神奈川県	冷凍食品（クロカワカジキ味付）	357	29	製造所
7/7	福岡県	カツオの照り焼き	120	24	保育所（給食施設）
8/7	長野県	保育園の食事（カジキの甘辛がらめ）	89	38	保育所（給食施設）
8/18	富山県	カジキマグロさく取り	不明	44	販売店
8/18	青森県	サバの竜田揚げ（仕出し弁当）	14	2	飲食店
8/19	千葉県	マグロの照り焼き	44	5	飲食店
9/18	千葉県	ムロアジ干物	4	3	製造所
9/30	長崎県	イワシすり身揚げ	37	8	保育所（給食施設）
10/7	東京都	ブリの西京味噌漬け	3	2	飲食店
10/8	東京都	マグロのマヨネーズ焼き	490	16	事業場（給食施設）
10/9	福島県	サンマすり身揚げ	4	4	家庭
10/15	東京都	ブリの照り焼き	12	2	飲食店
11/1	茨城県	イワシのすり身	2	2	販売店
11/10	静岡県	マグロ	556	67	販売店
11/22	東京都	マグロのケチャップ和え	675	43	学校（給食施設）

厚生労働省全国食中毒事例より集計

■ ま と め

・焼魚にする食材であっても、納品を受けるときには魚の品温や鮮度をチェックする。

・凍結した魚を解凍する時には、細菌によってヒスタミン生成がされないように素早く解凍する。

・最終的に焼魚にするものであっても、室温放置時間はできるだけ短くして調理する。

・覚えておきたい、煮ても焼いても分解されにくい食中毒毒素には、黄色ブドウ球菌のエンテロトキシン、有毒フグのテトロドトキシン、植物性自然毒などもある。

No. 6　青酸配糖体―シアン化合物による食中毒

アジサイの葉で食中毒⁉
アジサイの葉や食経験のない食材には、気をつけよう

疑われたのは青酸（シアン：HCN）による食中毒⁉　詳細は不明

■ **アジサイの葉の有毒物質には気づかず？**

　いまだに詳細は不明だが、「まさかアジサイの葉で…」というのが正直な気持ちである。

　アジサイの葉で当初疑われたもの（青酸）は、皆さんも小さい時におじいちゃん、おばあちゃんから一度は聞いたことがあるのではないだろうか。「青梅は食べてはいけないよ」という物質と同じ種類のものである。

　桃、梅、杏などのバラ科の植物の種には、アミグダリンという青酸配糖体が含まれており、酸（胃にも酸がある）で分解され、青酸ガスを発生させる。特に梅の未熟な実にも含まれているので、先ほどのおじいちゃん、おばあちゃんからの口伝となったのである。

　しかし、おじいちゃん、おばあちゃんも「アジサイの葉」にまでは気がつかなかっただろう。

　ちなみに青酸がどれくらい恐ろしいかというと、いまなお論議を呼んでいる戦後間もないころの「帝銀事件」（1948年1月26日、12名死亡）に使われた毒物が青酸化合物であったことから、その猛毒性がうかがい知れる。

　一般的に、有毒植物に含まれる青酸配糖体と青酸配糖体加水分解酵素は別々の細胞に含まれており、咀嚼や胃での消化によって両者が接触すると青酸が生成されて食中毒（おう吐、失神、昏睡）を引き起こす。

色どりに添えたアジサイの葉がまさか…

■ **創作料理も確かな食経験の範囲で**

　A市にある創作料理店で会食した10名が、コース料理にあった「鳥肉梅しそ和え」に添えられたアジサイの葉を食べた。10名のうちの8名が食事を始めてから30分後におう吐、吐き気、めまいなどの症状を訴えた。なお、2名は葉が苦かったので飲み込まずに出していた。

　2名が医療機関で受診したが、大事にいたらずに回復した。この創作料理店では料理に季節感を出すために庭から採ってきたアジサイの若葉を使用したが、葉に毒性があることは認識していなかった。

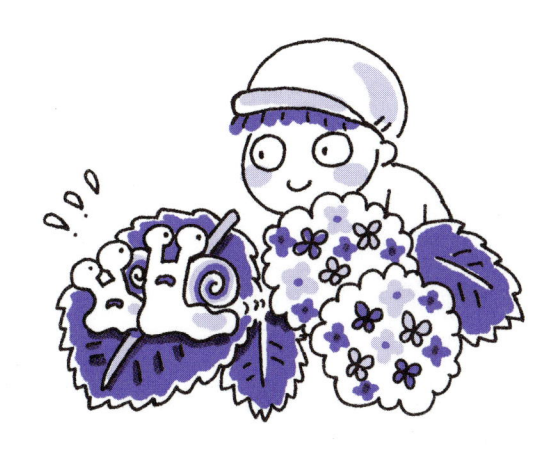

同じ頃にＢ市でも、男性会社員が居酒屋で、だし巻き卵の下に敷かれていたアジサイの葉１枚を食べ、40分後におう吐を起こした。この居酒屋では従業員が季節感を出すために、自宅近くで摘んだアジサイの葉を刺身のつまなどに使っていた。

事件は迷宮入りか

■ 青酸配糖体は確認できず

　アジサイの葉による国内初めての食中毒事例だと思われるが、異なる場所で同時期に２件も類似事例が発生した。その当時の調査ではアジサイの葉が料理の飾り用として市場に流通していたため、食品とともに提供したり食べたりしないように注意喚起を行ったことを記憶している。

　この２件の食中毒はアジサイに含まれる青酸配糖体が原因とされたが、その後の分析検査の結果、Ａ市のアジサイの葉からは青酸配糖体も農薬などの毒性物質も検出されず、Ｂ市のアジサイからも微量の青酸配糖体が検出されたのみで、中毒が起きるとは考えられない量であった。

　このことから、当初「アジサイに含まれる青酸配糖体」が食中毒の原因としていた厚生労働省も、その後の通知の中で「アジサイに青酸配糖体が含有されているとの知見については未確認である」と訂正した。

身近なものでも、食べて安全かどうか分からないこともある

■ 植物は何らかの形で食べられまいとする「自然毒」を持っている

　ということで、アジサイの葉の青酸配糖体による中毒説を裏付ける事実は見あたらない結果となった。しかし、Ａ市で複数の人がアジサイの葉を食べて具合が悪くなったという事実は現実としてあったことであり、アジサイの葉に青酸配糖体以外の有毒物質が存在

する可能性があるが、残念ながら明確な答えは見いだせずにいる。自然界のことは、現在の科学をもってしてもほんの一部しか解明できないということである。

一般的な植物性自然毒による事故としては、キノコ類によるものを除くとバイケイソウ、チョウセンアサガオ、トリカブト、スイセンなどを食用の植物と間違って食べてしまうことによる事例が多くを占めている。どちらにしてもアジサイの葉を含めた植物性自然毒について、食品取扱い業者と消費者が改めて認識することは重要だと思われる。

■ ま と め
- アジサイの葉の有毒成分については不明であるが、葉は苦くてあまり食用には適さないようである。食品業者は食品とともに提供するものについては、利用者に危険が発生しないことを事前に確認しておく必要がある。

No. 7　ジャガイモの自然毒—ソラニンによる食中毒

小学生、理科実習「茹(ゆ)でジャガイモ」でソラニン中毒
未熟なジャガイモを食べてはいけない！

ジャガイモは、芽のところ以外にもソラニンを含んでいる

　ジャガイモには芽の部分以外にも植物性自然毒であるソラニン類*を含むことがある。小学校でのジャガイモの栽培時、収穫後、調理して食べる時の各段階におけるジャガイモとソラニン類の関係を指導教官が十分に理解し、生徒に食中毒の発生などということがないようにしたいものである。

楽しみのジャガイモ行事が急変

　教育委員会から「小学校の6年生児童らが、理科実習として校内で栽培したジャガイモを茹でて食べたところ、多数の児童が腹痛、おう吐などの食中毒様症状になった」と保健所に連絡があった。調査の結果、昼に6年生の児童127名と教職員5名が「茹でジャガイモ」を食べて、児童75名と教職員2名が同日の昼から翌日の朝にかけて腹痛、吐き気、喉の痛みなどの症状になった。

　学校給食は終了していた時期であったため、患者の共通食はジャガイモの他にはなかった。また、残っていた「茹でジャガイモ」と畑のジャガイモからもソラニン類(アルカロイドの一種)が検出された。患者の75％が「茹でジャガイモ」を食べた後3時間以内に

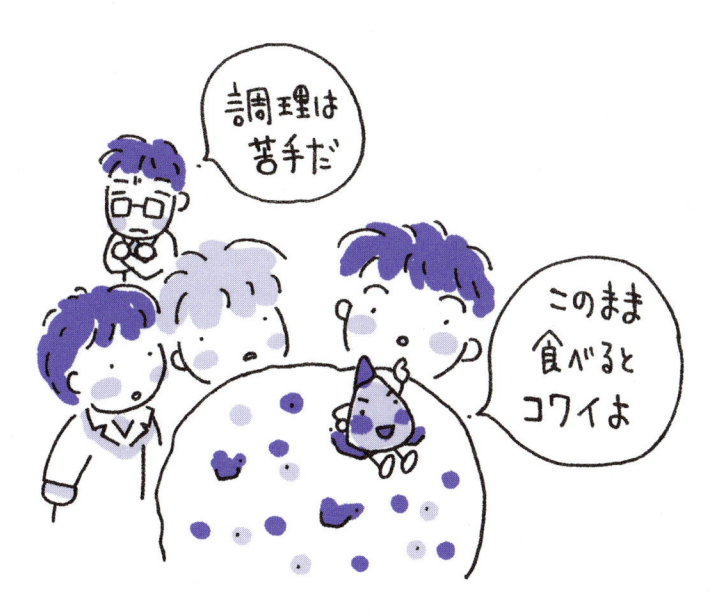

発症していたが、症状は軽く、翌日には全員が回復していた。

残品の「茹でジャガイモ」のソラニン類の平均値は0.71mg/gであった。**ソラニン類の中毒量は一般的に200～400mg、子供の場合にはその10分の1の20mg程度と推定されるが、「茹でジャガイモ」の食べた量にソラニン類の検出量をかけると、患者児童は約43mgのソラニン類を摂取していたことが推定された。**

ジャガイモの種類はメークインで、3月に校庭の菜園に植え付けたものだったが、十分に成熟する前の7月に収穫されたため、大半が10～25g程度の未熟なジャガイモであった。また、ほとんどの児童が茹でたジャガイモを皮ごと食べていた。

繰り返される学校でのジャガイモによる食中毒

ジャガイモが関係した食中毒事件は2003年以降の6年間で8件発生しているが、特徴的なことは、すべて学校における事例であることと、2006年には4件発生したが2008年には発生がなかったことである。また、摂食者数に対する患者数の割合は54.3%であった（表9　ジャガイモによる食中毒発生件数と患者数（2003年～2008年））。

小学校で児童がジャガイモを育てる場合には、過密栽培、肥料不足などのために十分に育たない場合がある。ジャガイモの芽の部分だけでなく、未熟なジャガイモの緑化した部分にもソラニン類が含まれている。

また、東京都の調査では、ジャガイモの品種の違いによるソラニン類の含量は「メークイン」が最も多い結果だった。ジャガイモによる学校における食中毒は繰り返し発生している。学校の先生は事前に正確な知識を持って子供たちを守る責任は大きいのである。

表9　ジャガイモによる食中毒発生件数と患者数（2003年～2008年）

西暦（年）	都道府県名等	発生月日	発生場所	病因物質	摂食者数	患者数	原因施設
2003	東京都区部	7/16	東京都	ジャガイモ	32	6	学校
2004	姫路市	6/22	兵庫県	蒸かしジャガイモ（メークイン）	145	74	学校
2005	茨城県	7/12	茨城県	ジャガイモ	81	46	学校
2006	東京都区部	7/18	東京都	茹でジャガイモ	132	77	学校
2006	栃木県	7/19	栃木県	茹でジャガイモ	29	29	学校
2006	新潟市	7/21	新潟県	ジャガイモ煮	35	17	学校
2006	長野県	12/21	長野県	ジャガイモ	32	17	学校
2007	奈良県	7/12	奈良県	水煮ジャガイモ	13	5	学校
総計					499	271	

厚生労働省全国食中毒事例より集計

> ■ **ま　と　め**
> ・未成熟なジャガイモはソラニン類（α-ソラニンとα-チャコニン）を多く含むことを認識し、食べないようにする。
> ・ジャガイモの芽や緑化した皮の部分は、調理する前に必ず取り除く必要がある。
> ・加熱調理してもソラニン類は壊れにくいことを覚えておく。
> ・ジャガイモが光に当たると皮の近くにソラニン類が作られるので、ジャガイモが育っても直接日光に当たらないように工夫する。
> ・栽培するジャガイモはメークインを避け、男爵など他の品種を用いる。
> ・「じゃがいも　いも知識」東京都福祉保健局
> http://www.fukushihoken.metro.tokyo.jp/kenkou/anzen/anzen_info/shizendoku/potato/

＊**ソラニン類**

　ジャガイモなどに含まれるポテトグリコアルカロイド（PGA）（ソラニン、チャコニンなど）で、表皮が緑になったものや、伸びた新芽の基部に多く含まれる。食中毒症状としては、食後数時間で頭痛、めまい、おう吐、下痢、胃腸炎などを引き起こす。

　ある試算によるとアメリカ人が年間約55kgのジャガイモを食べるとすると、約10gのPGAを摂取することになる。この量は1回にまとめて与えれば、馬1頭を殺すことができる毒性を示すことになるが、通常の食べ方をしている限りヒトの体内でうまく代謝されるため問題にはならない。

・PGA含量は、ジャガイモ100g中20mg以下で、30mgを超えると苦味を感じる。
・PGAは皮の部分に多く含まれ、肉部には少ないため、通常の皮むきでほとんど除かれる。
・ジャガイモは光に当てておくと緑化が進み、ある実験では、18℃で7日間光に当てた後のPGAは2～5倍に増えた。
・保管するときは、10℃より低い温度で、遮光しておくのが安全である。

No. 8　植物性自然毒—アルカロイドによる食中毒

キムチ鍋、スイセンとニラを間違えておう吐としびれ
身近な植物、自生する植物の食用には注意！

植物も食べられたくないから毒を持つ

　自然食ブームやアウトドアブームを反映して、自家栽培の植物や山菜などが食卓に上る機会も多くなっている。しかし、植物の中には**チョウセンアサガオ**、**トリカブト**、**バイケイソウ**、**ハシリドコロ**、**スイセン**などのように**猛毒のアルカロイド**（天然由来の有機化合物の総称）を持っているものがある。

　また、青梅、銀杏(ぎんなん)などの未熟な実や輸入雑豆には青酸配糖体、白インゲンにはレクチン（テレビ番組で紹介された「白インゲン豆ダイエット法」を実践した視聴者が健康被害を訴えた）、ジャガイモの芽にはソラニンなどが含まれており、トマトの未熟果実にトマチン、コーヒー豆や緑茶にカフェインなどの少し聞いたことがある名前が並ぶ。食材とは違うが、タバコの葉にはニコチンがあり、少し変わったところではモルヒネ、コカインもこの仲間である。

　このように、植物には使い方によっては薬効、誤れば有毒という諸刃の剣のような成分が含まれているので、取扱いを誤ると植物性自然毒による急性中毒を起こすことになる。

ニラと間違えられたスイセン、キムチ鍋となる

　患者は祖母宅の庭に自生していたニラと思われる植物を食材として使い、豚キムチ鍋をつくった。一口食べたところ味や食感に異常を感じたため、ニラと思われる植物を全て取り除いた後に、家族3名で食べた。数分後に3名全員が吐き気、おう吐などの症状を起こした。2名はおう吐後に症状が落ち着いたが、おう吐をしなかった1名は発熱（39.9℃）、手足のしびれなどの症状があり、入院治療を受けることになったが幸いにも命に別状はなかった。

　豚キムチ鍋に入れたニラ様の植物の残品を調べたところ、ヒガンバナ科スイセン属（*Narcissus* L.）の植物であることが判明した。さらに植物を特定するために祖母宅の庭で同様の植物を採取して調べたところ、ユリ科ハナニラ属ハナニラ（*Brodiaea uniflora*）が含まれていたこともわかった。すなわち、キムチ鍋には2種類の草を入れたことが推定された。これらの結果から、保健所は家庭での「キムチ鍋」を原因食とする植物性自然毒による食中毒事件と判断した。

まさかね〜？？

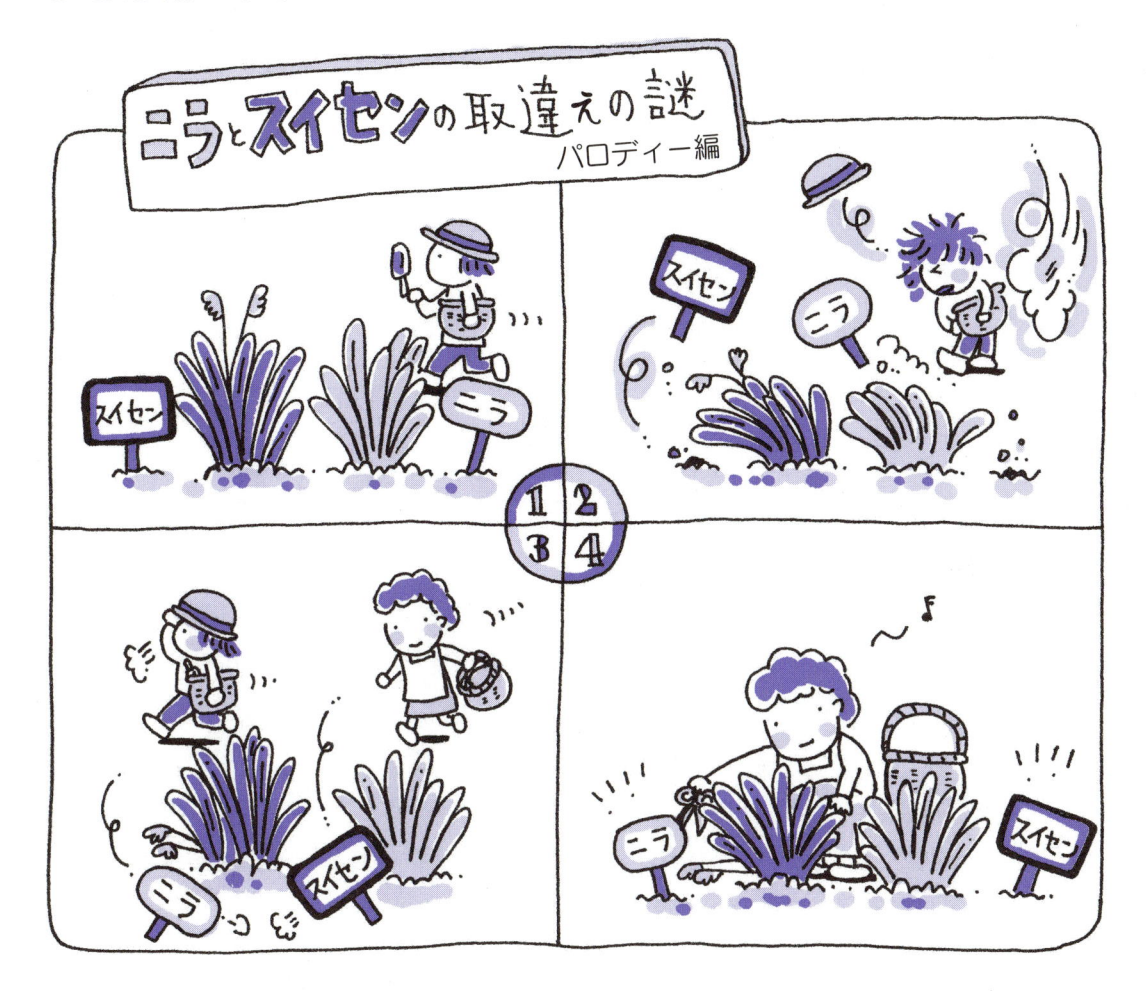

ニラとスイセンの取違えの謎　パロディー編

　患者は祖母からの話で、庭でニラを育てていると聞いていたが、祖母が不在の時にニラと思われる植物を採取したために、その形状からスイセン属の植物とニラを間違ってしまった。また、庭にはニラと同様の臭いがするハナニラも自生していたために、スイセン属の植物を採取した際にニラとの思いこみを強くしたものと考えられた。

不確かなものは、一人で判断して食べることのないように

　スイセンは有毒成分であるリコリンなどのアルカロイド類を草全体に含んでいるが、特に鱗茎に毒成分が多い。これを食べることにより、30分以内の短い潜伏期間の後に悪心、おう吐、下痢、発汗、頭痛などを起こすことが知られている。症状は約3時間持続するが、初期におう吐してしまうために重篤中毒症状になることはまれである。

表10 スイセンによる食中毒発生件数と患者数（2004年～2008年）

年（西暦）	発生月日	発生場所	病因食品	摂食者数	患者数	原因施設
2004	2/24	東京都	豚キムチ鍋（スイセンをニラと誤認）	3	3	家庭
2004	4/23	山形県	スイセン	2	2	家庭
2004	11/30	兵庫県	スイセン（葉）	3	3	家庭
2006	3/27	岩手県	スイセン	10	5	老人ホーム（給食施設）
2006	5/15	北海道	スイセン	9	9	事業場（寄宿舎）
2006	5/24	北海道	スイセン	2	2	家庭
2006	6/2	新潟県	スイセンの油炒め	1	1	家庭
2007	11/24	千葉県	スイセン	72	32	その他
2008	3/12	群馬県	スイセン（スイセンの鱗茎を入れたみそ汁）	1	1	家庭
2008	4/13	茨城県	スイセンの葉のみそ汁	1	1	家庭
2008	4/30	青森県	スイセン（みそ汁）	2	2	家庭
2008	5/9	茨城県	スイセンの葉のお浸し	1	1	家庭
2008	5/14	山形県	ニラ卵とじ・ニラと豆腐の炒め物（スイセン）	5	5	事業場（寄宿舎）
2008	12/5	茨城県	スイセンの球根が入ったみそ汁	12	5	学校
総計				124	72	

厚生労働省全国食中毒事例より集計

　スイセンの未熟な葉がニラとよく似ているために、間違えて食べて中毒症状を起こすという事件が発生する。スイセンとニラの違いは、① スイセンには葉の臭いが無いがニラの葉には特有の臭いがある。② スイセンには鱗茎（球根）があるがニラには鱗茎が無い。③ スイセンはニラに比べ、葉の幅が広い、草丈が高い、葉が厚いなどの特徴がある。

　スイセンが関係した食中毒事件は2004年以降の5年間で14件発生し、摂食者数に対する患者数の割合は58.1％であった。特徴的なことは、14事例の内の9事例が家庭における事例である（表10　スイセンによる食中毒発生件数と患者数（2004年～2008年））。家庭での素人判断や不注意による食中毒に注意が必要である。

■ 食材と間違えやすい有毒植物

　家庭や畑で採取した食材（植物）と間違えやすい有毒植物には次のようなものがある。漬物の山ごぼうとヨウシュヤマゴボウ、ジャスミンとカロライナジャスミン、ニラとスイセン、トウシキミ（八角）とシキミ、ゴボウとチョウセンアサガオの根、ギョウジャニンニクとイヌサフラン（コルチカム）、ヤマイモとグロリオサの根などである。庭などで食用植物を栽培する場合には、観賞用の植物とははっきりと区画を分けて植えることが必要である。

　また、春先には山菜によく似た有毒植物の誤食による中毒事故も毎年発生している。山菜採りでの中毒事故を防ぐためには次のような注意が必要である。

・食べられるかどうかはっきり分からない山菜は食べない。
・専門家の指導で、正しい知識や見分け方を習得する。
・山菜を採集する時は、他の植物が混入しないように注意する。

■ ま と め

・食用植物と観賞用の植物は区画を分けて植える。
・有毒植物やその球根は子供やペットが触れない場所で保管する。
・東京都薬用植物園　有毒植物の見分け方
　http://www.tokyo-eiken.go.jp/plant/yakuyo001.html
・東京都福祉保健局　間違えやすい有毒植物
　http://www.fukushihoken.metro.tokyo.jp/shokuhin/dokusou/image/doku.pdf
・厚生労働省医薬食品局　自然毒のリスクプロファイル
　http://www.mhlw.go.jp/topics/syokuchu/poison/index.html

No. 9　ノロウイルス食中毒―にぎり寿司

ノロウイルス食中毒―にぎり寿司が原因
寿司屋は手仕事、トイレの後の手洗い不十分は命取り！

隠れノロウイルス感染者　急増中⁉

■ ノロウイルスのヒト―ヒト感染増加の背景

　ノロウイルスは100個程度でヒトに感染し、人間の腸の表面を覆っている細胞（上皮細胞）の中で増える。このため感染者の糞便1gの中には平均2億～3億個のノロウイルスが含まれている。ノロウイルスの食中毒にかかると、すでに経験者も多いと思うが、待ったなしの下痢とおう吐に2、3日は苦しむことになる。こうしたはっきりした症状がでれば、誰でも「今日は仕事はできない」、となるのだが、厄介なことに、最近はウイルスが体内で増殖していても、感染の症状が現れない丈夫な？**非発症感染者（不顕性感染者）が相当な割合で存在する**ことがわかってきた。

　そして、ノロウイルスは直径30ナノメートル（nm：1メートルの10億分の1の長さ）と大腸菌などの細菌より30～100分の1とはるかに小さいため、トイレットペーパーの繊維の目は簡単に通過できる大きさである。もしも、調理従事者が非発症感染者であり、大便をした後に十分な手洗いをせずに調理を行えば、手についたノロウイルスが調理者の手から料理に移っていくことは容易に想像できるであろう。

ノロウイルスの遺伝子型の一致が決め手

■ 事例の経過から見た原因の推定・特定

　会社の同僚4名が寿司屋で飲食した後で、全員体調を崩したとの連絡が保健所に入った。早速調査したところ、その4名は夜7時頃、寿司屋でにぎり寿司などを食べた後、翌々日の夜中の3時頃から吐き気、おう吐、腹痛、下痢、発熱の症状が出始めていた。

　同僚4人の共通食は、寿司屋のにぎり寿司だけであった。発症した4人と寿司屋の店主の糞便を検査したところ、同じ**遺伝子型**のノロウイルス（GⅡ）が検出された。保健所は、これを決め手として、他の客からの発症の届出はなかったが、その店のにぎり寿司による食中毒と断定した。

　寿司屋のトイレは従業員と客が兼用していたが、手洗い場の石鹸はほとんど使用されていなかった。また、調査時に店主の最近の健康状態を確かめたが、本人はいたって健康であった。ノロウイルスが検出された寿司屋の店主は自覚症状のない**不顕性感染者***であっ

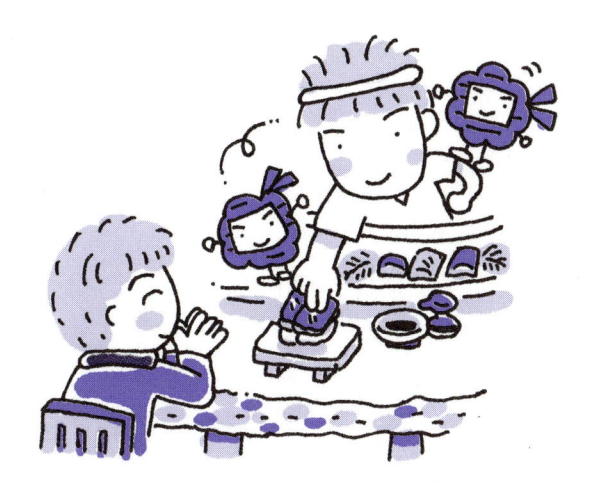

た。さらに、店主の糞便中にノロウイルスが排出されなくなるまでには事件後、約1か月以上の時間を要したのである。

この道50年の経験も　ノロウイルスには通じず　残念!!

■「もしかしたら、自分のところでも…」という危機感がない

　はからずも感染源になった寿司屋の店主は、この道50年の大ベテラン。これまでに食中毒は起こしたことがない、というのが大の自慢。自分にノロウイルス感染の自覚症状がないので、握った寿司が原因で、客がノロウイルスに感染してしまったことになかなか納得できない様子だった。保健所の講習会などで、ノロウイルスについての一応の知識は得ていたが、**「まさか自分のところで起きるとは」**思っていなかったようである。しかし、その「まさか」と思うところが大事なのである。

　食中毒の原因も時代とともに変化しており、それに合わせて仕事のやり方を見直していかないと、結果的にお客さんに迷惑をかけることになる。食品を扱う者の健康管理は当然のこととして、手洗いの励行などの食品衛生の基本はいつの時代もおろそかにしてはならないのである。

ノロウイルス、感染源は二枚貝よりヒト
―昔も今も手洗いこそが、最も有効な食中毒予防策―

■ 最近の発生要因の変化

　ノロウイルスによる食中毒が注目されはじめた頃は、この食中毒の原因はカキなどの二枚貝を生で食べるからであると考えられていた。しかし、最近のノロウイルス食中毒の原因となる食品は様々で、生カキ以外の食品による事例の方がはるかに多くなっている（**図1**

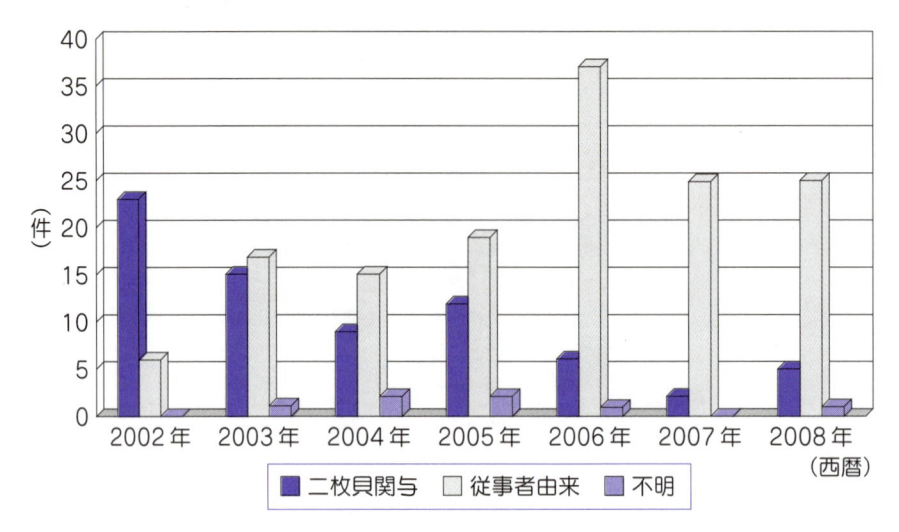

図1 ノロウイルス食中毒事件における発生要因の変化（東京都）

ノロウイルス食中毒事件における発生要因の変化（東京都））。

　それは、今回の事例の不顕性感染者をはじめ、ヒトを介してウイルスが伝播していくことに原因がある。どのような食品でもウイルスが付いた手で触れれば食中毒の原因食品になるのである。とすると、昔から素手で握る寿司は最近猛威を振るっているノロウイルスによる食中毒の危険性が非常に高いことになる。

　「寿司は鮮度が命だからいつも新鮮なネタを使っているし、シャリだってお酢を使っているから大丈夫！」などと言う寿司屋さんがまだいるけれど、これではノロウイルス食中毒を防ぐ決め手とはならないのである。現に寿司が関係したノロウイルス食中毒事件は、2004年以降の5年間で78件発生している。これはノロウイルスによる食中毒全体の約5％にあたる（**表11**　ノロウイルスによる食中毒事件数と寿司を原因とする事件数）。

　寿司を握る職人さんの手の細菌を、時間を追って検査したら、「最初に検査した時の手

表11　ノロウイルスによる食中毒事件数と寿司を原因とする事件数

西暦（年）	ノロウイルス事件総数	寿司を原因とする事件	
		事件数	全事件数に占める割合
2004	279	12	4.3%
2005	274	10	3.6%
2006	501	24	4.8%
2007	344	17	4.9%
2008	303	15	5.0%
総計	1,701	78	4.6%

厚生労働省全国食中毒事例より集計

が一番不衛生で、寿司を握るたびに手の細菌の数が減っていった」などという笑い話のような実際の事例もある。これでは寿司を食べる客がたまったものではない。寿司屋さんが安全な寿司を握るためには、トイレの後の石鹸による十分な手洗いこそが重要である。

宅配の寿司屋さん！　他人ごとだと思っていませんか

■ トイレの後、配達から帰った後には必ず手洗いを!!

　このごろ増えている宅配の寿司屋さんも注意する必要がある。というのは、宅配寿司の場合には通常のカウンター式の寿司店と違って調理場の中の様子を客から見られることがほとんどないからである。

　また、働いている従業員はベテランの寿司職人とは限らない場合も多い。寿司飯はシャリロボットが作ってくれることが多いけれど、最後の仕上げはやはり人間の手で行わなければならないのは、ふつうの寿司屋さんと同じである。

　もしかしたら、注文のあった寿司を握って、急いでバイクで配達し、店に帰ってきたら、靴は履き替えずそのまま調理場に入り、ヘルメットとコートは調理台のそばに置いて、早速次の注文の準備にとりかかる、なんてことになっていないだろうか？

　外出から帰ったとき、調理を始める前、トイレの後などに手をよく洗うことは、ノロウイルス食中毒防止のためにはどのような形態の寿司屋でも基本中の基本である。

■ ま と め
- トイレの後の石けんで泡立てた十分な手洗いが鍵である。
- 調理従事者がノロウイルスに感染しないように日常の健康管理が重要である。
- 一般的な食中毒予防の三原則「つけない、増やさない、やっつける」から、ノロウイルスなどの少量感染する食中毒予防では「つけない、広げない、やっつける」が大切である。

＊不顕性感染

　一般に症状の現れる感染を顕性感染といい、症状が現れない感染を不顕性感染という。ウイルス感染症の場合には、ウイルスの病原性、感染力の強さ、感染量、宿主側の免疫力などによって顕性感染になるか不顕性感染になるかが左右される。

　病原体の種類によっては不顕性感染のほうが普通の感染方法である場合もある。サイトメガロウイルス、トキソプラズマ（原虫）やヘルペスウイルスなどはほとんどの場合不顕性感染であり、風疹ウイルスは20～30％、麻疹ウイルスでは約20％が不顕性感染である。

　不顕性感染者には病状の自覚がないため、通常の社会活動に参加する中で知らず知らずのうちに

感染源となり、周囲に感染を広げていくという危険がある。また、不顕性感染の場合には、ヒトからヒトへの感染経路の追求が困難になる場合が多いのである。
　近年最も流行っているノロウイルスはGⅡ.4というタイプのものであるが、いろいろな報告から推察するとノロウイルスによる不顕性感染者の割合は冬期で約1割前後存在すると考えられる。

3 食中毒事例

No. 10　ノロウイルス食中毒—病院給食

病院給食で石鹸手洗いもせず立て続けのノロ食中毒
施設やマニュアルの整備は「絵に描いた餅」、肝心なのは従業員の取り組む姿勢！

　充実した調理設備があり、作業マニュアルも整備された調理施設であっても、**肝心なのは実際に調理する人たちの知識、意識、実際の取り組み姿勢である**。調理従事者のノロウイルス食中毒や感染症に関する基本的な知識が不足し、マニュアルの理解が不十分で、効果的手洗いや二次汚染に関する衛生意識が欠如していては、ノロウイルスの入り込む隙はいくらでもある。
　この事例の病院における食中毒は起こるべくして起こったのである。

連続して起こったノロウイルス食中毒

　病院の入院患者 45 名が発熱、下痢、おう吐などの症状になっているとの情報が保健所にあった。この病院は大学付属病院であり、8 病棟の内の 7 棟から患者が発生していた。発症者の食事は入院患者用給食施設で調製されていたが、職員、調理従事者は患者用給食施設とは別の職員用食堂を利用しており発症者はいなかった。
　検査の結果、発症患者 29 名と患者用給食調理従事者 1 名の便から、同一の遺伝子型を持つノロウイルス（GⅡ）が検出された。これらの結果から、保健所は「患者用病院給食」を原因とするノロウイルスによる集団食中毒と断定し、再発防止のための業務の一時

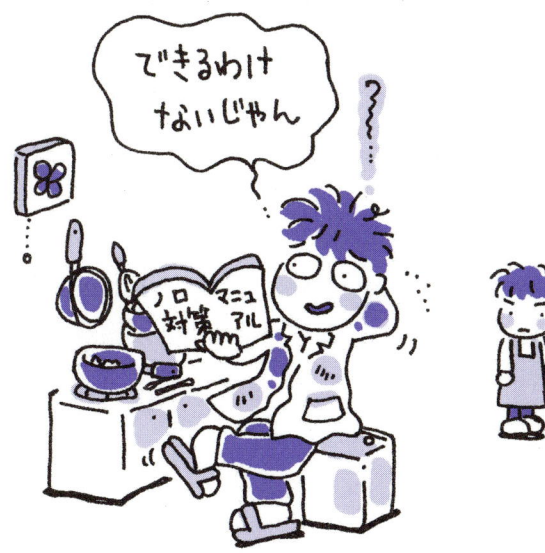

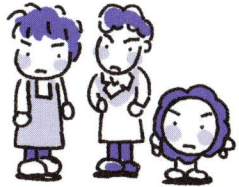

停止と改善指導を行った。

■ 業務一時停止後に再発、さらに業務禁止に！

給食施設は改善指導を受けた後に業務を再開したが、その直後から再び入院患者にノロウイルス食中毒が発生してしまった。発症者からは前回と由来が同じノロウイルスが検出された。また、新たに発症した調理従事者1名は前回の集団食中毒ではノロウイルスは検出されなかったが、今回新たに感染していた。危害防止措置直後の再度の食中毒であったため、保健所は期間限定せずに業務禁止の措置を行った。

■ 手洗いの認識の甘さ

患者用給食調理施設内には手洗い設備が1か所のみで、しかも消毒装置の設置がなく、手洗い時には水洗いとアルコール系消毒薬の使用が行われていた。

1度目のノロウイルス感染調理従事者は調理の統括的立場にあったが、症状がない不顕性感染であったために十分に手洗いを行わないまま、様々な調理工程に関与していたことが推定された。また、2度目の事件の際に加熱済みブロッコリー、完成食品用まな板、パススルー冷蔵庫から黄色ブドウ球菌が検出された。

このことは手指を介した二次汚染対策が不十分であったことを示していた。すなわち、ノロウイルスに感染した調理従事者の手指を介した施設内の設備類への汚染もあったことが推定された。

食品衛生の基本をないがしろにした事件

この事例は、一般的には衛生状態が良いと考えられている大学付属病院の患者用給食施設が原因で発生したこと、調理従事者が集団発生の原因となったこと、しかも、引き続いて2度の集団食中毒を起こしてしまったことで、非常にショッキングな事例であった。

この事例における問題点は次のようなことが考えられる。

■ 食中毒細菌やウイルスについての知識不足

この病院の調理従事者は、未だにノロウイルス食中毒は生カキが原因と思いこんでいたのである。ノロウイルスによる食中毒発生要因について明らかに認識不足であった。

（No.9の図1　ノロウイルス食中毒事件における発生要因の変化（東京都）参照）

■ 衛生的手洗いの知識不足

調理従事者は手洗い時に石鹸を使用しておらず、2度目の食中毒事例の際には調理器具

などの手が触れる箇所から手指由来と考えられる黄色ブドウ球菌が検出されていた。すなわち、調理従事者の手指を介したノロウイルスによる施設内汚染が推定された。手指を介した食中毒を防止するための基本ができていなかった証拠である。

■ 検便検査結果は万能ではない

　検便による検査結果についてよく理解しておく必要がある。この調理従事者は1回目の検便のあと、給食施設が一時業務を停止している最中にノロウイルスに感染し、業務再開時の新たな感染源になってしまったことが考えられる。1回目の食中毒発生時の検便検査でノロウイルスが検出されなかったことは、数日後の業務再開時にもノロウイルスに感染していないことの保証にはならないのである。

　「検便はどの程度の間隔で実施すればよいか？」との質問をよく受けるが、ノロウイルスの例で言えば、平均潜伏期間36時間を考えると、2日ごとに行わなければ検便のみによって感染の有無を把握することはできないことになる。しかし、これは検査のコスト面だけを考えても無理な話である。しかも、検便検査では対象微生物によって検出法が異なるために、確認対象とする微生物の範囲が事前に限定されているのである。

　例えば、腸管出血性大腸菌、サルモネラ菌、チフス菌、パラチフス菌を対象とした検査であれば、他の食中毒菌の存在の有無はわからないことになる。

　検便の結果は「ある一点の時期の、限られた範囲の微生物」の検査をしているにすぎないのである。したがって、検便を行う際にはその目的を明らかにして、検査項目や時期を決める必要がある。そして、検査結果に一喜一憂するのではなく、その意味を正しく理解するとともに、手洗いなどの衛生の基本を確実に実行することが食中毒予防のために最も重要なポイントである。

■ まとめ

- 比較的充実した施設設備や作業マニュアルが整備されても、その運用が不十分では何にもならない。
- 調理従事者の効果的手洗い方法の不徹底や二次汚染に関する衛生意識の欠如は命取りである。
- 検便のみで食中毒を防ぐことはできないことを理解する。

No. 11　ノロウイルス食中毒—学校給食

学校給食ロールパン、素手で箱詰めノロウイルス食中毒
食品に少し付着しただけでも感染！　衛生的手洗いが重要

感染者の便0.1グラムには、100万人を感染させるノロウイルスがいる

　十分に加熱したアツアツの料理を食べてノロウイルスに感染することは無い。ノロウイルスは85℃、1分以上の加熱でその感染性を失ってしまう。

　問題は、食品工場の従業員などにノロウイルス感染者がいた場合である。こうした時には、従業員間でヒトからヒトへの感染が広がっている可能性がある。感染した従業員がそれとは知らずに、ウイルスのついた手で調理後の食品を触ることによって、ノロウイルスが付着してしまう、ということが起きる。

　ノロウイルスは強い感染性を持っており、感染を引き起こす量としては、ウイルス10～100個程度とされている。さらに、冬の流行期では10%前後の人が症状のない健康保菌者（不顕性感染者）がいるといわれているから、食品衛生を管理する立場からは、誠にやっかいである。

　こうしたことから、ノロウイルスを食品へ移行させないためには、まず従業員の手洗い、特にトイレ後の石鹸による十分な手洗いを習慣化することが大切である。また、おう吐症状のある従業員には、休暇を与えるべきである。おう吐症状がない場合でも製造ラインからはずし、しばらくは食品とは直接かかわらない作業にすべきである。

学校給食での集団食中毒—焼き上げたロールパンにノロウイルス付着

　ある病院から、A小学校の児童4名におう吐、下痢症状があり、食中毒あるいは感染性胃腸炎の疑いがあるとして保健所に連絡があった。保健所で確認したところA小学校の他にB小学校でも同様の症状で多数の児童が欠席していることが確認された。

　調査の結果、2つの小学校において、①発症した児童、教職員の全員が学校給食を食べていること、②2校314名の患者発生状況は1つの発生ピークを示していること、③学年やクラスに偏りなく患者が発生していること、④児童と接触がない給食調理従事者も給食を食べて発症していること、⑤患者便中からノロウイルスが検出されたことなどから、保健所は提供された学校給食による食中毒と判断した。

　2つの小学校の給食は単独調理方式を取っており、当日提供された食品のうち共通しているものは学校給食用に製造された牛乳とバターロールパンのみであった。このうちバタ

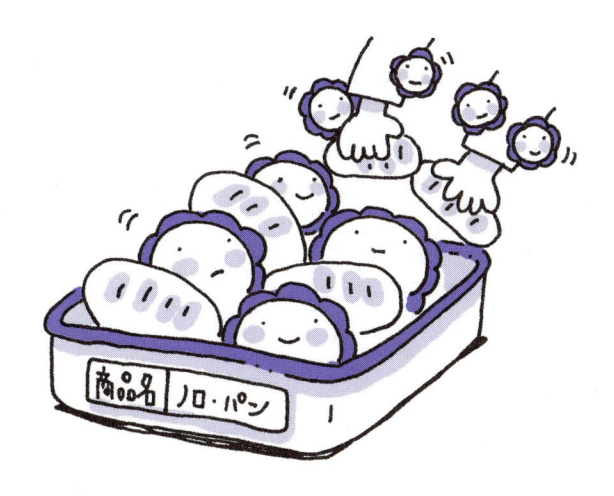

ールパンはこの 2 校にのみ提供され、他の学校への納品はなかった。

　保健所によるバターロールパン製造施設の調査の結果、製造従事者の便中からノロウイルスが検出された。このノロウイルスの遺伝子の塩基配列は 2 つの小学校の患者から検出されたノロウイルスと一致した。これらのことから、保健所はこのロールパンを原因食品とする食中毒事件と断定した。

　保健所によるパン工場の検査の際には、従業員 17 名に下痢、腹痛などの胃腸炎症状を起こしているものはいなかったが、検便の結果では 5 名からノロウイルスを検出した。この施設における従業員の健康管理は十分とは言えず、事件発生以前に下痢をしていた者がいたとの情報もあった。下痢をした従業員の用便後の手洗いが不十分であったために、他の従業員にノロウイルスの二次感染をもたらしたことが考えられた。検食用のパン（提供された給食の保存食）からもノロウイルスが検出されたことから、製造されたパンを箱詰めする際に、ノロウイルスが付着していた従業員の手を介してパンが汚染されてしまったことが考えられた。

「食中毒三原則─やっつけた」後に「つけない」ことが最も肝心

　これは焼き上げたロールパンによる食中毒ということで、非常にショッキングな事例であった。それまで言われていた食中毒予防の三原則「つけない」、「増やさない」、「やっつける」からすれば、加熱してやっつけて、細菌が増える過程がないはずのパンで、少量のウイルスがパン表面についただけで食中毒が発生したのである。

　ノロウイルスは、パンについても細菌と違って増えはしないが、これほどまでに食中毒発症者を出すとは、その感染力の強さを、改めて実感したのである。**ノロウイルスに関しては、食品に「つけない」ことが最も重要な予防策である。**

　2003 年に 2 件のパンによるノロウイルス食中毒が報告されてから、2007 年までに合

表12　パンが原因となったノロウイルス食中毒発生事例（2003年～2008年）

年（西暦）	発生月日	発生場所	病因物質	摂食者数	患者数	原因施設
2003	1/15	東京都	バターロールパン	1,249	314	製造所（菓子製造業）
2003	1/23	北海道	ミニきなこねじりパン	1,438	661	製造所（菓子製造業）
2004	3/15	群馬県	パン	346	178	製造所（菓子製造業）
2006	2/19	茨城県	ピーナッツバターパン	20	15	製造所（菓子製造業）
2006	12/13	秋田県	学校給食用パン	1,440	366	製造所（菓子製造業）
2007	3/10	鳥取県	パン	404	123	製造所（菓子製造業）
2007	3/20	大阪府	菓子パン	不明	323	製造所（菓子製造業）
総計				4,897+α	1,980	

厚生労働省全国食中毒事例より集計

計7件の食中毒が発生した（**表12　パンが原因となったノロウイルス食中毒発生事例（2003年～2008年）**）。特徴は、パン製造所におけるノロウイルス汚染であることと学校給食用のパンで事故が起こったため、1事例当たりの患者数が平均330名と大規模になることである。

■ イベントでの餅つき大会

　ノロウイルスの少量感染による食中毒事例として強く印象に残っているのは餅つき大会による食中毒である。我が国においては、祭りなどにおける「餅つき」は頻繁に行われる馴染み深い行事である。

　しかし、いったん餅つきによるノロウイルス食中毒が発生すると、多数の患者が発生し、非常に後味の悪いイベントとなってしまう。気づかないままにノロウイルスの付着した手で、餅をこね、手水を使い、つきあがった餅にあんこや黄粉（きなこ）をつけるという過程でウイルスを拡散させてしまうのである。さらには、持ち帰った餅を食べた家族にまで患者が広がってしまうこともある。

　餅つき大会でのノロウイルス食中毒発生の原因は、多人数の人が参加して行う行事であるため、一人一人への衛生対策ができないことである。特に参加者の十分な手洗いができないことが最も大きな問題となる。楽しいはずの餅つきイベントが苦い思い出とならないようにしたいものである。

■ 乳幼児施設のヒト―ヒト感染

　また、ノロウイルスは食中毒の原因としてのみならずヒトからヒトへの感染症としても注意が必要である。特に乳幼児への感染リスクが非常に高いために、乳幼児施設や家庭での感染拡大防止策は重要である。

　東京都杉並区内の乳幼児施設において発生した延べ29件のノロウイルス集団感染症事

表13 ノロウイルス感染乳幼児の発症率年齢別比較（2004年11月～2005年12月：杉並区）

年齢（歳）	0	1	2	3	4～5	合　計
発　症	150（58%）	159（43%）	124（29%）	147（26%）	243（22%）	823（30%）
非発症	108（42%）	212（57%）	310（71%）	408（74%）	856（78%）	1,894（70%）
合　計	258（100%）	371（100%）	434（100%）	555（100%）	1,099（100%）	2,717（100%）

例について調査した結果によれば、1回の集団感染が起こると施設の乳幼児数の約30%が発症した。

　特に0歳児、1歳児などの低年齢児ほど発症リスクが高く約50%が発症していた（**表13　ノロウイルス感染乳幼児の発症率年齢別比較（2004年11月～2005年12月：杉並区）**）。さらに、発症乳幼児の家庭では、約75%が家族内感染を引き起こしていたのである。

■ま　と　め
- 加熱した食品では食中毒にならない。ただし、後から二次汚染をしなければの話である。
- ノロウイルス感染者は気づかないうちに新たな感染者を増やし、食中毒を発生させる。
- ノロウイルスは感染力が強く、少量で多数の患者を発生させる。
- 日常の健康管理とトイレの後の十分な手洗いが大切である。

No. 12　ノロウイルス食中毒─二枚貝（シジミ）

「シジミ醤油漬け」、弱火加熱でノロウイルス食中毒
二枚貝は十分加熱して提供せよ！　ヒト─ヒト感染にも注意!!

河口に近い二枚貝が、高率に汚染

■ 比較的最近になって名づけられたノロウイルス

　1995年から1998年にかけて東京都の食品衛生調査事業として、市販されている二枚貝のノロイウルス汚染状況調査が実施された。その結果406件の二枚貝のうち、8種類の貝29件（7.1％）からウイルスが検出された。最も検出率が高かったのは、シジミ（18.4％）、ついでタイラガイ（16.7％）、ホタテ（13.8％）、カキ（10.5％）であった（図2　市販流通二枚貝からのノロウイルス検出率（1996年～2000年　東京都））。

　では、このノロウイルスはどこから来たかというと、人間の腸管内で増えたものが下水を通って海に流れ込み、二枚貝に蓄積したのである。二枚貝に蓄積されたノロウイルスは、再びヒトの口を経由して感染し、食中毒事件を起こすという循環になるのである。

　このノロウイルスが最初に認識されたのが1968年、米国オハイオ州ノーウォークでの集団胃腸炎で、最初は地名から名前をとって「ノーウォークウイルス」と呼ばれていた。その後「小型球形ウイルス：SRSV」と名前を変え、2002年に「ノロウイルス」と落ち着いた。この名は比較的新しいものである。

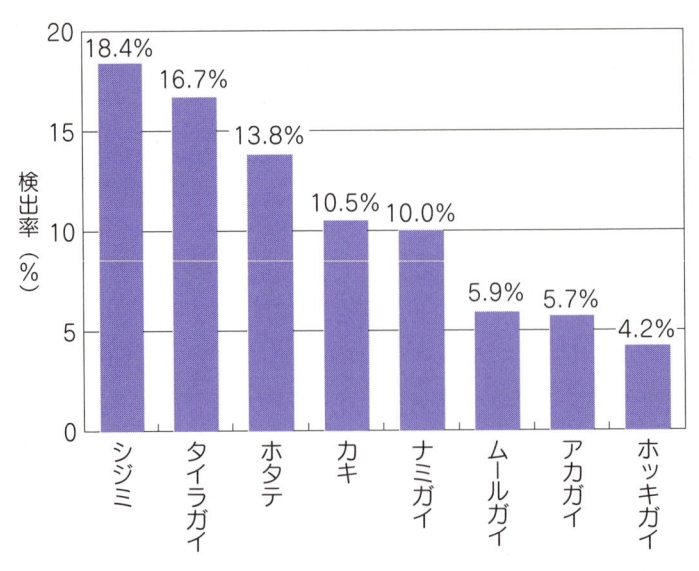

図2　市販流通二枚貝からのノロウイルス検出率（1996年～2000年　東京都）

表14　二枚貝が原因となったノロウイルス食中毒発生事例（2004年～2008年）

年（西暦）	発生月日	発生場所	病因食品	摂食者数	患者数	原因施設
2004	1/25	東京都	シジミ醤油漬け	不明	13	飲食店
2004	2/19	東京都	シジミ老酒漬け	17	15	飲食店
2004	3/1	神奈川県	シジミ紹興酒漬け	12	12	飲食店
2004	3/5	東京都	シジミ紹興酒漬け	16	13	飲食店
2004	3/16	東京都	活アサリの老酒漬け	6	6	飲食店
2004	3/25	東京都	シジミ醤油漬け	4	4	飲食店
2004	4/25	神奈川県	シジミ醤油漬け（推定）	5	5	飲食店
2005	4/8	千葉県	シジミ醤油漬け	5	4	飲食店
2005	11/22	東京都	シジミ醤油漬け（推定）	13	11	飲食店
2006	4/8	愛知県	アサリ	18	16	飲食店
2007	2/8	千葉県	シジミ醤油漬け	6	6	飲食店
2008	5/3	東京都	シジミ醤油漬け（会席料理）	6	5	飲食店
総計				108+α	110	

厚生労働省全国食中毒事例より集計

さて、シジミまたはアサリの醤油漬けおよび老酒漬けを原因食とするノロウイルス食中毒事件は2004年からの5年間で12件発生している。そして、原因食の摂食者に対する患者発症率はおよそ90％と非常に高いものであった（**表14　二枚貝が原因となったノロウイルス食中毒発生事例（2004年～2008年）**）。

市販されているカキ以外の二枚貝からもノロウイルスが検出されていることから、二枚貝によるノロウイルス食中毒を防ぐためには、調理の過程で中心温度が85℃、1分程度の加熱が推奨されている。

半生状態の二枚貝は危ない

■ ノロウイルスの遺伝子タイプで原因を特定

医師から「本人を含む医療機関職員が飲食店で会食したところ、食中毒症状を起こしたものが複数いる」との連絡が保健所にあった。

調査の結果、届出のあった1グループ16名は飲食店で、シジミ醤油漬け、アサリニンニク蒸し、ニンニク茎炒め、焼きそばなどを食べて9名がおう吐、下痢、発熱などの症状を起こした。さらに、別の日にこの店を利用した1グループ4名も、シジミ醤油漬け、豚耳、ニンニク茎炒め、焼きそばなどを食べて4名全員が同様の症状を示していたことがわかった。

検査の結果、調理従事者1名と患者5名の便中からノロウイルスを検出したが、調理従事者のノロウイルス遺伝子タイプはGⅡ群であり、患者ではGⅠ群（2名）とGⅡ群

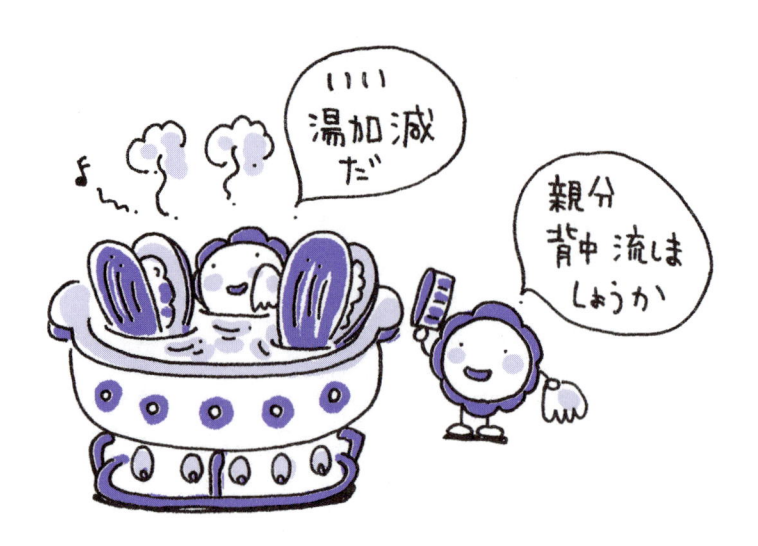

（3名）が混在していた。調理従事者と患者の便から見つかったノロウイルスのタイプが異なったため、食中毒発生の直接的な原因ウイルスは調理従事者由来ではなく、メニューにあったシジミ由来であると判断された。

　「シジミ醤油漬け」の調理工程は、弱火でシジミの殻が少し開く程度の3～4分加熱した後、そのまま醤油ダレに漬け込んで冷蔵保管されていた。この程度の加熱処理ではノロウイルスの感染力を不活化することはできなかったことが、食中毒発生の原因と考えられた。

二枚貝はウイルスの宝庫？　でもそれはヒト由来…

■ ノロウイルスには加熱 85℃ 1分が鉄則

　東京都が行った市販二枚貝のウイルス汚染状況調査結果によると、貝類からは**ノロウイルス**の他にも**アデノウイルス**、**コクサッキーウイルス**、**エコーウイルス**、**A型肝炎ウイルス**、**ロタウイルス**など複数のウイルスが検出されている。いずれも糞－口感染経路を持っており、二枚貝が海水中に流れ込んだ多種のウイルスを濾過して体内にため込み、再び私たちの食卓に戻ってくるという循環の一端を示している。

　ウイルス感染防止策としての加熱調理が、いかに重要であるか理解できると思う。

■ 貝由来食中毒の場合は、患者便からは複数のタイプのノロウイルス

　本事例で調理従事者からもノロウイルスが検出されたが、これは今回の事例の原因ではないと判断された。

　一般的に、調理従事者由来のノロウイルスによる食中毒の場合には、調理従事者と患者のノロウイルスは1種類でその遺伝子構造は一致する。しかし、カキやシジミなどの二

枚貝では水中から複数の型のノロウイルスを取り込んで体内に蓄積しているために、二枚貝が原因となった場合の患者便からは複数の型のノロウイルスが検出されることが多いからである。

■ カキ以外の二枚貝が食中毒となることが少ない理由

　市販の二枚貝からも高率にノロウイルスが検出される状況にもかかわらず、カキ以外の二枚貝が食中毒の原因となることが少ない理由としては、カキではノロウイルスが蓄積する消化器官を含む全体を生食するのに対し、タイラガイ、ホタテでは貝柱だけを食用とし、シジミやアサリは味噌汁などに入れて加熱調理するためだと考えられる。

　しかし、本事例程度のシジミの加熱ではノロウイルスを不活化することはできない。また、醤油や老酒に漬け込んだとしてもノロウイルスの感染力を弱めることはできないのである。

■ ま　と　め
- 二枚貝にはノロウイルスなどのウイルスが蓄積されている。
- 醤油、紹興酒、老酒で漬け込んだ二枚貝中のノロウイルスは感染力を保持している。
- 十分な加熱（85℃、1分以上）調理工程がないとウイルスは不活化しない。

No. 13　ノロウイルスとA型肝炎—輸入冷凍アサリ

輸入冷凍アサリでノロとA型肝炎ウイルスに同時感染
二枚貝はノロウイルス以外のウイルスにも要注意！　やはり十分な加熱が鍵！

ノロウイルス以外にも海に流れ込むウイルス

　河口近くの海に生息する二枚貝は、川によって運ばれてくる栄養分とともに多種類のウイルスも体内に取り込み、蓄積してしまう。特に下水道の整備が遅れている途上国からのものには注意が必要だ。

　ヒトに感染症や食中毒を起こすこれらのウイルスは、ヒトの体内で増殖したものが下水から川に流れ込み、上流から下流、そして海へと流れ込んだものである。このようにして多種のウイルスが取り込まれた二枚貝を、調理の過程で十分な加熱をしないで食べることは様々なウイルス感染の危険をはらむことになる。

　加熱調理によってウイルスを不活化して食中毒を防ぐためには、比較的に熱にも強いノロウイルスを想定した85℃、1分程度の加熱調理を行う必要がある。

ノロウイルスとA型肝炎ウイルスに汚染されていた二枚貝

■ 原因食材は、輸入冷凍大アサリ

　ある中華料理店にて会食をした1グループ57名のうちの22名が、翌日から下痢、おう吐などの症状を起こし、4名の便からノロウイルスが検出された。特徴的なのは、4名全員のノロウイルスはGⅠ群とGⅡ群の別々の遺伝子を持つウイルスが混合していたことである。

　患者グループは中国料理店で大アサリ（ウチムラサキ）の唐辛子蒸しを食べており、「生のようだった」との患者証言もあったため、原材料の冷凍大アサリを検査したところ、この大アサリからもGⅠ群とGⅡ群の両タイプのノロウイルスを検出した。患者便と大アサリから同様のノロウイルスが検出されたことと、患者の共通食がこの中華料理店の他にないことから、この事例はこの中華料理店の食事を原因とするノロウイルスによる食中毒と判断された。

　しかし、この事例には続きがあった。ノロウイルス食中毒発生から約1か月が経過したとき、先のノロウイルス患者4名全員が今度はA型肝炎を発病した。追加検査により原材料の冷凍大アサリからも同じ遺伝子型の**A型肝炎ウイルス（HAV）**[*]が検出された。

　すなわち、この事例はノロウイルスとA型肝炎ウイルスの2種類のウイルスに汚染さ

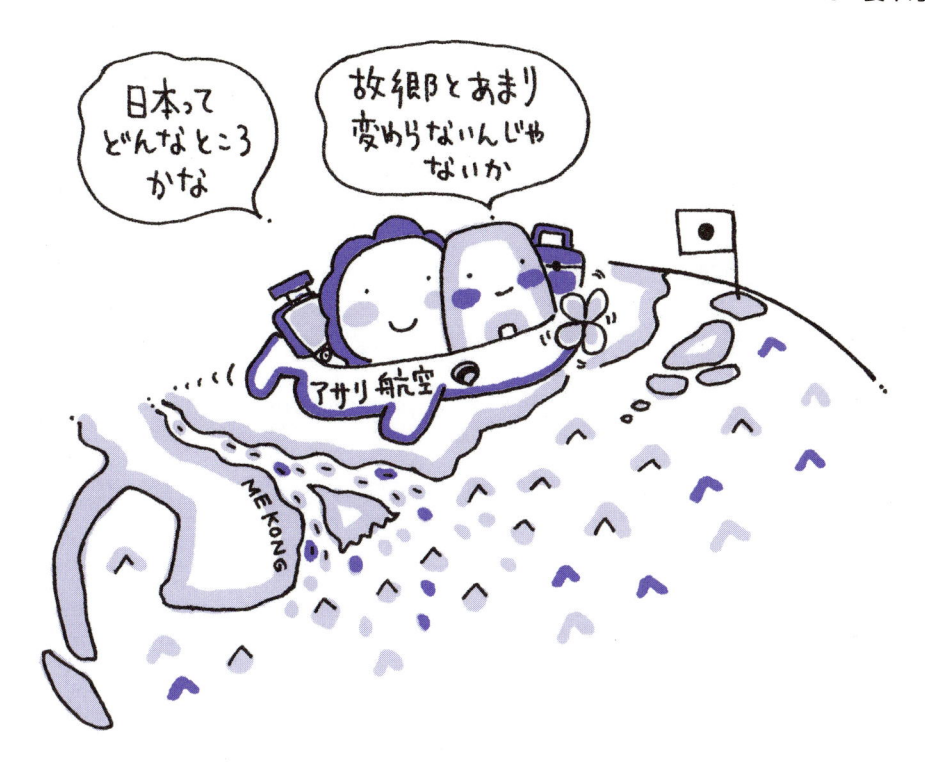

れた大アサリが原因となって、時間差で発生した連続食中毒事例であった。

　大アサリは蒸し料理として提供されていたが、加熱が不十分であったために2種類のウイルス共に不活化されず、2度にわたる食中毒を起こしたことが推測された。ちなみにこの大アサリは中国から輸入されていた。

■ **繰り返されたウイルス由来の連続食中毒**

　この事例の2か月後に、今度は別の自治体で「大アサリ紹興酒蒸し」を食べた患者44名がノロウイルス食中毒になる事例が発生した。しかも、その約1か月経過後に患者のうちの2名がA型肝炎ウイルスに感染して発症したことが判明した。

　2つの事例の原因となった大アサリ（ウチムラサキ）は同一の輸入業者から供給されたものであり、同時に輸入された大アサリは多くの都県に流通していたために、複数の食中毒事件が発生していることも判明したのである。

　この事例のように食中毒菌やウイルスに濃厚に汚染された輸入魚介類がいったん国内に流通すると、たちまち食中毒発生の危害が広がってしまう危険がある。輸入される魚介類については現地の感染症の発生状況について常に注視する必要がある。

　もちろん、検疫の検査態勢強化も必要であるが、それだけでは予防対策としての限界がある。輸入業者による原材料についての安全確認と、輸入原材料を食材として扱う営業者による安全な調理加工の工夫も重要である。

表 15　市販二枚貝の各種ウイルス検出結果比較（1996 年～1998 年）

検査品目		検体数	各ウイルス陽性検体数						いずれかのウイルスを検出した検体数
			ノロウイルス	A型肝炎ウイルス	ロタウイルス	アデノウイルス	エコーウイルス	コクサッキーウイルス	
シジミ	国産	34	5	0	0	8	1	4	14
	輸入品	15	4	0	0	0	1	0	5
ハマグリ	国産	32	0	0	0	2	0	3	5
	輸入品	15	0	2	0	0	1	1	4
アサリ	国産	38	0	1	0	1	2	3	6
	輸入品	5	0	0	0	1	1	1	2
カキ	国産	34	5	0	0	1	1	2	8
	輸入品	7	1	0	0	0	0	1	2
むき身のカキ	国産	35	2	0	0	3	5	0	10
アカガイ	国産	16	1	0	1	0	3	0	3
	輸入品	19	1	2	2	1	2	1	6
ホタテガイ	国産	29	4	1	0	1	1	1	6
ウバガイ	国産	24	1	1	0	2	1	4	9
ナミガイ	国産	20	2	0	0	2	0	0	3
ムラサキイガイ	国産	17	1	2	0	0	0	0	3
バカガイ	国産	13	0	0	0	0	1	1	2
	輸入品	1	0	0	0	0	0	0	0
トリガイ	国産	13	0	0	0	0	1	0	1
タイラギ	国産	1	0	0	0	0	0	1	1
	輸入品	11	2	1	0	1	0	0	4
ミルガイ	国産	7	0	0	0	1	0	0	1
マテガイ	国産	6	0	0	0	2	0	0	2
サラガイ	国産	6	0	0	0	0	1	1	1
イシガキガイ	国産	2	0	0	0	1	0	0	1
ウチムラサキ	国産	1	0	0	0	0	0	0	0
合計	国産	328	21	5	1	25	17	19	76
	輸入品	73	8	5	2	3	5	4	23
総計		401	29	10	3	28	22	23	99

東京都食品環境指導センター先行調査結果より

3　食中毒事例

■ 東京都の市販二枚貝のウイルス汚染調査

　東京都が 1996 年から 1998 年に市販されている二枚貝のウイルス汚染の実態調査を行った。その結果、貝類には様々な病原性ウイルスが存在していることが明らかになった。

　すなわち、調査対象とした 6 種類のウイルスのいずれかが 16 種類の貝類から検出された。検出率では、国産品が 23％、輸入品が 32％、平均で 25％だったが、国産と輸入の違いによる大きな差は認められなかった（**表 15**　市販二枚貝の各種ウイルス検出結果比較（1996 年～1998 年））。

　国産、輸入品を問わず二枚貝とウイルス汚染の実態を理解し、安全な加熱調理方法を行っていくことが最も肝要である。

> ### ■ ま　と　め
> ・二枚貝は多種類のウイルスによる汚染を受けていることを認識する。
> ・二枚貝の調理には十分な加熱が重要である。

＊ A 型肝炎ウイルス

　A 型肝炎ウイルスに感染すると、2～4 週間の潜伏期間をおいて、下痢や発熱、倦怠感、おう吐などの症状が現れる。食物や水を介して感染するウイルスで、ノロウイルスと同じく、体の中で増殖する。

　日本では、下水道の整備によって激減したが、糞便がそのまま川や海に流れ込む地域では、日常的な感染症と言える。そうした地域の魚介類にはウイルスが蓄積されている可能性が高いので、発展途上国からの輸入物については特に十分な加熱の必要がある。ノロウイルス同様 85℃ 1 分の加熱で不活化する。

No. 14　病原大腸菌による食中毒

従業員の下痢を見過ごして病原大腸菌食中毒
ワンマン社長の勘に頼った弁当作り、従業員の体調不良や手洗い設備の不備を問題にせず

"下痢"症状を引き起こす代表格「病原大腸菌」

■ "悪玉"大腸菌には5つのタイプがある！

　大腸菌というと、いかにも"悪玉"のイメージだが、ヒトや動物の腸管に普通に存在し、多くは病原性を持たない。しかし、いくつかの大腸菌はヒトに対して病原性を示すため、これらを総称して病原大腸菌または下痢性大腸菌と呼んでいる。

　大腸菌「O157」というのは、皆さんも耳にしたことがあるのではないだろうか。1996年7月堺市で、主に学校給食を介して、患者数7,996名、死者3名を出した菌である。

　このO157はその特徴から「**腸管出血性大腸菌**」と呼ばれ、"悪玉"病原大腸菌の代表格である。その他の病原大腸菌もそれぞれの特徴によって、「**腸管病原性大腸菌**」、「**毒素原性大腸菌**」、「**腸管侵入性大腸菌**」、「**腸管集合性大腸菌**」の5つのタイプに分類されている。

　今回原因となった菌は、毒素原性大腸菌である。この菌は、腸管の表面の細胞（粘膜上皮細胞）に取りついて増殖し、その際にエンテロトキシンという毒素をつくり、水様性の下痢を生じさせる。

　東南アジア、インドをはじめとする発展途上国などの地域における下痢症の主要原因菌である。このため、それらの地方に旅行に行き、旅行中または帰国後に発症することが多く、旅行者下痢症の原因菌としても知られる。

食品提供者としての自覚とは

■ 安全な食材の確保と調理従事者の健康管理は食中毒予防の基本中の基本

　ある会社員から「昼食に仕出し屋の弁当を食べた従業員が下痢や腹痛を起こしている」との連絡が保健所にあった。さっそく食品衛生監視員が調査したところ、この仕出し屋の弁当は約50か所に1日平均600食が配達されており、配達先19か所で227名が下痢や腹痛などの症状を訴えていることがわかった。さらには、調理した従業員も同じ弁当を食べて発症していた。

　検便の結果、患者からも調理従事者からも同じ毒素原性大腸菌が検出された。毒素原性

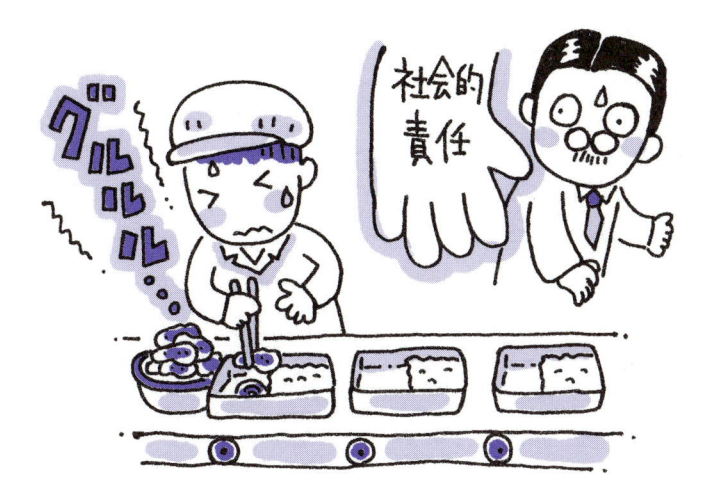

大腸菌はヒトの糞便で汚染された水や食品を介して感染が広がることが多く、この菌に感染した調理従事者によって弁当が汚染され、喫食までの間に増殖したものと推定された。
　この仕出し屋では、社長、妻、息子と調理師の4名が分担して調理作業を行い、他の従業員は盛り付け、配送、洗浄の仕事を行っていた。ワンマンの社長の権限が強く、「他の人には任せられない。信用できない」という理由から全てのメニューについて社長が取り仕切って最終確認を行っていた。しかし、食品の加熱状態の確認方法も社長自らが「食べてみる」、「割ってみる」などの感覚に頼ったものであった。悪いことに、事件発生当時、この社長は糖尿病の合併症で片目が見えにくい状態であるにもかかわらず、いつもの勘に頼った弁当の製造を行っていた。
　また、調理従事者は下痢、腹痛の症状のまま調理業務に従事していた。調理施設の手洗い装置には石鹸もなく、手洗いは調理用シンクで行われており、全体的に食品衛生に関する認識も不足していた。こうした悪条件が重なった事件であった。

社長さんの気持ちは分かりますが…

■ 千里の道も一歩から　食品衛生に近道はない

　たくさんの弁当を毎日安全に製造することは並大抵のことではない。すべての工程管理を社長一人で行っていれば、どこかに見落としや間違いが出てくるのは避けられない。
　この事例のように従業員の健康管理や食品の安全な製造方法が不十分なために食中毒事故を起こしてしまうことがないように、まずは社長自らが従業員も納得できる安全な食品の作り方を勉強し直す必要がある。遠いようでもそれが、お客様に迷惑をかけず、商いを続けるうえでの一番の近道と思うのは、監視員だけではないと思う。

■ 社会的に責任が増している

　最近の仕出し弁当（宅配弁当を含む）については、社会生活の変化に合わせて、そのニーズは着実に増大しているように見える。一人住まいや夫婦だけの高齢者宅で、宅配サービスを利用するケースが増えている。また、福祉施設や保育施設などにおいても宅配弁当を利用者や幼児達の食事として提供しているところもある。

　弁当を提供する側は、需要に合わせて事業規模が大きくなる。しかし、その事業の規模に応じて、仕事の仕方や衛生管理を変えるのは容易ではない。安全な弁当供給のためには、100人相手の弁当作りと、1,000人相手の弁当作りとは、方法、手順が異なってしかるべきである。

　規模が大きくなれば、それだけ社会的な責任も大きくなるわけで、それに見合った作り方、衛生管理も変わってくることに気付いてほしい。

■ NPOといえども衛生管理に手ぬかりなく

　また、NPOなどのボランティア団体の行う弁当の宅配サービスがあるが、しっかりとした衛生知識を持った管理者を決めて、市販の弁当と同等に安全を期してほしい。保健所の許可を必要としないボランティア団体については、その衛生状態や弁当作りの実態などがつかめない場合も往々にしてあり、その安全性についても気がかりなところである。

■ 宅配弁当を受ける側の注意も必要

　一方で、宅配弁当のサービスを受ける側にも問題がある。ある保育施設では、一般の弁当店から購入した弁当をそのまま幼児達の食事として提供していたのである。抵抗力の低い幼児達の食事については、弁当の定期的な検査を行って安全確認をする程度のことは最低限必要なことである。

■ ま と め

・安全な食品を作るためには、毎日の食材の検品と従業員の健康管理は基本である。
・食品の加熱調理は中心温度75℃、1分以上（カキなどの二枚貝は85℃1分以上）を確認することである。
・手洗い装置は専用とし、調理用シンクとは、はっきりと使い分けることである。

No. 15　腸管出血性大腸菌（O157）による食中毒

生野菜と肉の調理器具の共用—腸管出血性大腸菌 O157 食中毒
手洗いや野菜と肉の調理器具のきちんとした区分など、食品衛生の基本を守ること

感染症法 3 類感染症、50～1000 個で感染する

　医師は、患者を診て腸管出血性大腸菌の感染症と診断した場合は、感染症法（感染症の予防及び感染症の患者に対する医療に関する法律）により保健所に届出の義務を負っている。2000 年から毎年 3,000～4,000 例が報告されており、2008 年に報告された数は 4,321 例で、そのうち感染症の症状があったものは 2,818 例の 65.2％であった。

　1982 年にアメリカのオレゴン州のビーフハンバーガーを原因とした食中毒事件で、O157 がはじめて発見されたのだが、日本にもその頃から入り込み、今ではすっかり定着した観がある。動物、特に牛の腸管に棲みついて、その割合は文献によって差があるが 10％から 20％とみられている。**ヒトへの感染経路としては、と殺場で汚染された牛肉や内臓、糞便に汚染された水を介しての野菜の生食などが指摘されている。**

　発症する菌数は少なく 100 個以下とされ、ヒトからヒトへの感染も気をつけなければならない。潜伏期は比較的長くて 3～5 日が最も多く、そのため発見が遅れた場合に広域食中毒事件となることがある。症状は、下痢、腹痛、吐き気、おう吐など、はじめは他の食中毒と見分けがつかないが、典型的な例では鮮血様の血便になり、溶血性尿毒症症候群（HUS：O157 の持つベロ毒素（VT）により腎臓の機能が低下してしまい尿毒症などを引き起こす）という重篤な症状に陥ると死に至る場合もある。

　比較的熱に弱く、75℃、1 分以上の加熱で菌は死滅する。

生野菜からの感染か！　原因は調理器具を介しての二次汚染

　ある病院から患者の大学生 1 名について腸管出血性大腸菌（O157、VT2）感染症の発生届けが保健所にあった。同じ日に、患者の在籍する大学からも胃腸炎症状の学生が 10 数名入院しているとの相談が保健所にあったことから、同大学で O157 の集団発生が起こったことが判明した。

　保健所の調査により、大学内にある学生食堂の 1 つで 10 日間に渡って提供された食事（生野菜の疑い）を原因とする O157 による集団食中毒であると判断された。しかし、患者総数 445 名の発生期間は 19 日間にも及び、調査対象者は東京都内 19 保健所と 5 県の 7,730 名にまで拡大してしまった。

70名の患者検便から分離された菌株の性状試験を行った結果、今回の大規模食中毒の原因となった腸管出血性大腸菌の由来は1つであることが推察された。学生食堂で10日間に提供された食事は、メニュー170種類、約8,200食にもなったが、患者学生の共通食の詳細な分析調査を行った結果、共通するメニューとして生野菜（千切りキャベツやレタス）が浮かび上がってきた。

　生野菜は170種類のメニューのなかで109種類に広く使用されており、複数日にわたってO157に汚染された千切りキャベツやレタスなどが提供されたことが推察された。しかし、同時期に同じ仕入れ先の野菜類が、O157患者発生の原因となっている地域は他になかったことから、過去のカイワレ大根の事例のように野菜の生産、流通が食中毒の原因となった可能性はないと考えられた。

　事件発生の原因としては、学生食堂における次のような不衛生な調理作業の実態が明らかになり、これが直接的な原因となって生野菜への継続したO157の二次汚染が起こっていたことが推察された。

　❶調理室内、トイレに手洗い設備不備、❷生野菜と食肉のシンクを共用、❸まな板、包丁などの消毒、使い分け不十分、❹冷蔵設備使い分け不十分、❺シンクの配水管など破損、❻カゴ、ザルなどを床に近い位置に保管していた。

生野菜と生肉との調理器具の共用は、危険の元と知るべし

　この事例は幸いにして死者が出なかったが、食品衛生の基本を全く無視した食品の取扱いにより、起こるべくして起きた事例であった。

　サラダ汚染の原因の1つとして、次のようなことが考えられる。生野菜と食肉のシンクを共用しているところからみて、食中毒菌の汚染率が高い生肉の肉汁がシンクに付着し、そのあと、シンクで野菜を洗ってそのままサラダとして提供したと推測できる。すると、食中毒菌に汚染したサラダを食べた客は容易に感染してしまう。

　長期間にわたって患者が発生したということは、シンクや調理器具類の汚染とともに、洗浄・消毒も十分になされずに、サラダ用の野菜が汚染され続けたものと考えられる。

■ 腸管出血性大腸菌O157の食中毒事件は減ってはいない

　調査の過程で腸管出血性大腸菌に感染した学生の多くが、他の飲食関係のアルバイトをしていたことが分かったが、最悪の場合にはこれらの大学生が起点となって、アルバイト先の飲食店で新たな食中毒事件が発生する危険性も含んでいたのである。

　腸管出血性大腸菌による食中毒事件は、1996年の堺市の学校給食でのカイワレ大根事件の時のような、マスコミによる大々的な取り上げられ方をされなくなっていたが、

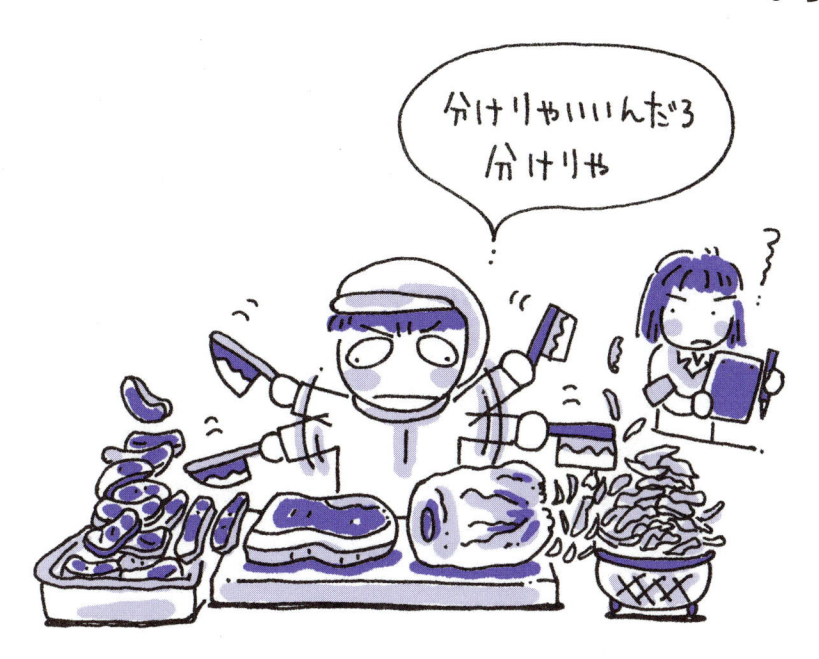

2009年には全国展開するステーキレストランで提供した"成型肉"（カットして余った肉を集め、脂身と一緒に圧縮して固めてステーキ状に加工したもの）サイコロステーキの加熱不足による事件、2009年から2010年にかけては、関東近県のレストランチェーンの複数の店で患者が散発的に発生し、同じ由来のO157が関わっていることが分かった事件などが報告されている。

　O157事件数も減ってきているわけではなく毎年20件前後の食中毒が発生している（**表16**　腸管出血性大腸菌食中毒の原因施設別発生件数と患者数）。実際には、食中毒事件として原因まで突き止められなかった事例が非常に多いのである。

　腸管出血性大腸菌はすでに私たちの日常生活環境の中に入り込んでおり、条件さえそろえばいつでも集団発生を起こす危険性を含んでいることを銘記しなければならない。

表16　腸管出血性大腸菌食中毒の原因施設別発生件数と患者数

西暦（年）	原因施設								総事件数（件）	総患者数（人）	1事件当たりの患者数（人）
	飲食店	家庭	仕出屋	事業場	給食施設（学校）	販売店	その他	不明			
2004	14	1		1			2	3	21	203	9.7
2005	23	1							24	67	2.8
2006	19	2				1		2	24	130	5.4
2007	20	2	1	1	1				25	900	36.0
2008	14		1				2		17	90	5.3
総計	90	6	2	2	1	1	4	5	111	1,390	12.5

厚生労働省全国食中毒事例より集計

■ **加熱不足の肉による食中毒が増えている**

　腸管出血性大腸菌食中毒の原因施設としては、飲食店、特に焼肉店に関わる事例が最も多い。これは、カンピロバクター食中毒と同様に、動物肉や内臓の加熱不十分での食事との関わりが大きいと考えられる。

■ **生食用基準を満たして牛肉を出荷したと畜場は国内には1箇所もない！**

　腸管出血性大腸菌食中毒の原因として、生や生に近い状態の肉を食べたことによるものが多い。飲食店でも生肉を提供している店が増えているが注意が必要である。なぜならば、厚生労働省は生食用食肉の衛生基準を示し、この基準を満たした肉には「生食用」として出荷してよいことにしているが、この基準を満たして出荷された牛肉の実績はゼロなのである。

■ **ま　と　め**
- 営業者、調理従事者の基礎的な衛生知識が不足していた。特に腸管出血性大腸菌についての正確な衛生知識を身につける必要がある。
- 学生食堂関係者が相互にチェックでき、間違いを見逃さない衛生管理方法を工夫する必要がある。
- 提供食数に見合った設備が不足し、設備の不備もあるため早急な改善を行う必要がある。
- 牛の生肉や内臓に腸管出血性大腸菌O157が付着していることがある。
- 成型肉のほかにも、硬い肉に針を差し込んで筋切り加工したり、調味液に漬け込んだりした加工肉は、表面だけでなく肉の内部までO157が入り込んでいる危険があるため、75℃、1分以上の十分な加熱調理が必要である。

No. 16　赤痢菌に感染—冷凍イカ

輸入冷凍イカ：刺身用に赤痢菌—海外産地工場と厨房が直結
料理に使う輸入食材は衛生管理がしっかりした業者からのものを！

原産国の衛生状態が、食材へも影響している

■ **アジア地域（日本を除く）では、赤痢菌はまだまだ健在**

「細菌性赤痢はアジア地域を中心に年間9,100万人が感染し、栄養状態の悪い小児を中心に41万人が死亡していると推定されている。」（食品安全の事典、日本食品衛生学会編集、p.157、2009）。

日本ではすっかり影を潜めた感のある赤痢であるが、アジア地域の衛生状態の悪いところでは、まだまだ安心できない状況である。赤痢菌は、ヒトとサルの腸に取りつく細菌で、糞便に排泄された菌が口に入ることで（10～100個程度で感染すると言われている）感染し、急激な発熱と下痢が起こる腸管感染症である。

わが国の赤痢患者数は戦後しばらくこそ年間10万人を超えていたが、下水道が整備されるに従って激減し、現在は500人を下回っている。最近では、海外旅行者が帰国後発症するケースが多く、輸入感染症の色彩が強くなっている（感染地域：国内161例、国外287例。2007年）。海外旅行者の感染例はアジア地域が80％を占め、国別では、インドネシア、インド、中国、ベトナムの順に多い（2007年感染症情報センター）。

外務省の「海外旅行者のための感染症情報」でも、衛生状態の悪い国での「生水、氷、生もの」は避けるように呼びかけている。

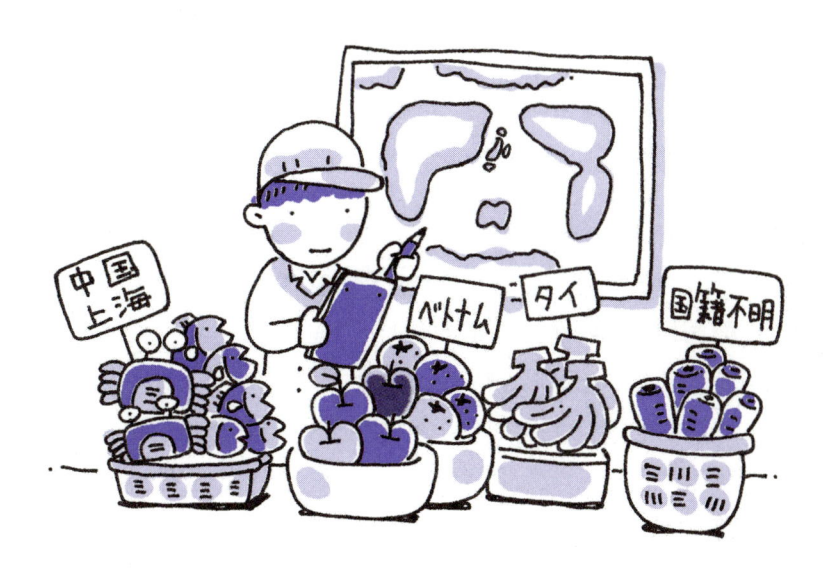

このような海外における衛生状態は、日本に輸入される食材へも大きく影響している。現在の日本の食料自給率はカロリーベースで40％であり（農林水産省「平成19年度食料需給表」）、依然として輸入の農水産物への依存度が高い状況にある。食用魚介類に限ると2007年度は自給率60％で、40％が輸入物ということになる。しかし、輸入元が感染症などの多発地域の場合には、日本では馴染みが薄くなった赤痢などの食中毒菌、肝炎ウイルス、寄生虫などの汚染による輸入食材の危険性について、常に頭の隅に置いておく必要がある。

ベトナム産冷凍イカ（刺身用）

■ めったにない赤痢菌による食中毒の原因は？

　ある年の夏、ある市内で赤痢菌による集団感染事例および散発事例が連続発生した。集団感染事例の原因施設としては市内にある複数の飲食店の食事が関与していたため、細菌性赤痢（*Shigella sonnei*）による食中毒と判断された。そして、最終的には6事例で赤痢菌感染者の数は38名となった。

　その後の調査の結果、患者から検出された赤痢菌の由来は同一であることが推定された。また、それぞれの店の使用食材を調査したところ、共通の食材として同一業者から仕入れたベトナム産の冷凍イカ（輸入冷凍鮮魚介類：刺身用）が浮かび上がり、この輸入冷凍イカによる赤痢患者の複数発生であると断定された。ちなみに、原因となった食材のベトナムの製造施設からの水産食品輸入実績は、2007年は111件の856トン、2008年は84件の1,122トンであった。

　1999年に赤痢菌は食中毒の病因物質（原因となった菌やウイルスのこと）として追加指定された。食中毒としての赤痢菌による事件は、2000年から2008年までに13件（患者数332人）発生しており、すべて飲食店での食事が原因であった。

食品衛生の常識と非常識

■ ところ変われば考え方、習慣も違う

　先にもふれたように、日本で消費される食用魚介類の40％は海外からの輸入ものであり、東南アジアの熱帯地方から日本への鮮魚介類の輸入も多い。しかし、そうした熱帯地方では元来魚介類を生で食べる習慣がない。

　日本の現地バイヤーや仕入れ提携先の処理工場でも、輸出向けの最新の設備を整え、衛生マニュアルを作り日々点検していると思われるが、刺身で魚を食べる習慣のない地域で、日本と同じ意識で作業をすることは、やはりどこかにモレを生じる可能性がある。

事例で述べた輸入量から推定しても、ほんの一握りというにも及ばない商品に問題があったようである。

そうしたところで捕れた魚を輸入して遠く離れた日本で生のまま食べられることに、多くは感謝しつつも、リスクが伴うことを肝に銘じておくことが必要である。

また、ところが海外だけに、「安全」を担保するための、仕入先業者の選定の基準、輸入時の検査などについて、しっかりした受入れ体制を持つことが求められる。

資料：2007年の日本における魚介類輸入量は5,161,000トンであるのに対し、国内生産量は5,079,000トンであった（**図3** 魚介類取扱量の推移（1960年～2007年））。

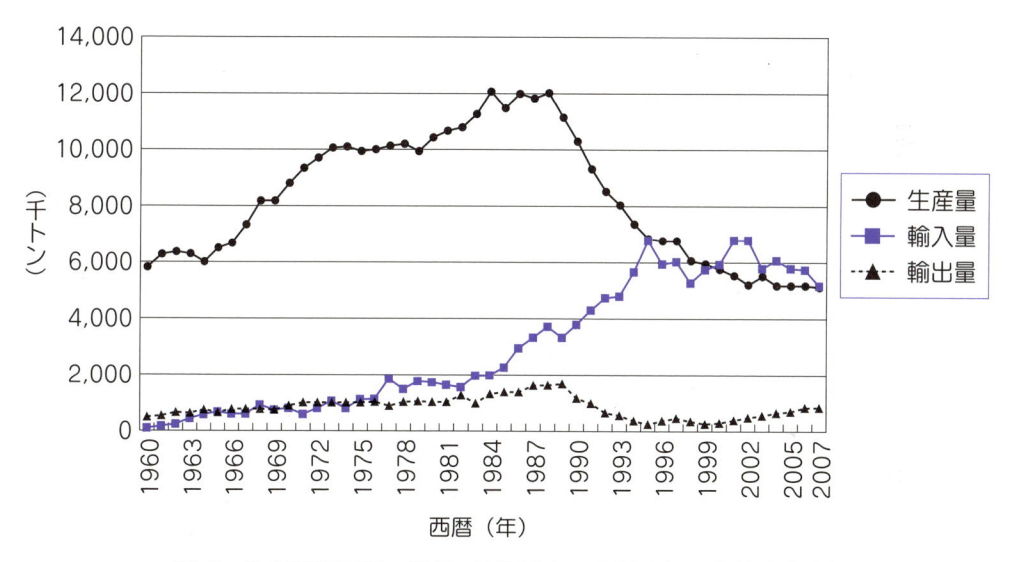

図3 魚介類取扱量の推移（1960年～2007年 農林水産省）

■ ま と め
・感染症などの多発地域から冷凍の魚介類を輸入するときの衛生検査を有効に実施する。
・食材を仕入れる際には、取引相手の顔だけでなく、食材の履歴も確認すべきである。
・生鮮品の保管温度管理は最重要ポイントである。

No. 17　カンピロバクター食中毒─焼き鳥

生焼け鶏肉とカンピロバクター食中毒
鶏肉はどんなに新鮮でも十分に加熱せよ！

食肉のカンピロバクター汚染

　健康な鶏であってもその腸には、カンピロバクターという食中毒菌が高い確率で棲みついている。

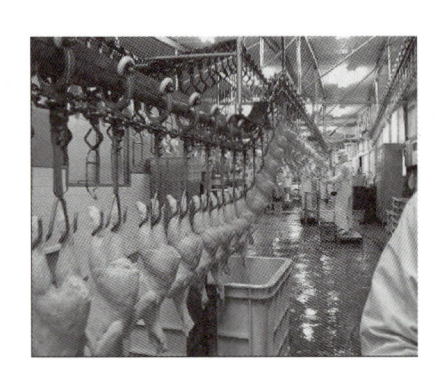

　食鳥の国内生産数は年間約7億5千万羽で、そのうちの95％は170か所の大規模食鳥処理場（年間30万羽以上）で解体処理されている。例えば、年間300日を稼働日とすると、これらの処理場では1日に1万羽以上の鶏を解体処理している計算になる。食鳥処理場では病気にかかった鳥や部位は除かれるが、鶏の腸にいるカンピロバクターを完全に肉に付けないようにして捌くことはなかなか難しい。

　スーパーや肉屋で売られている**鶏肉の60％以上**、鶏肉に限らず**牛肉の1～2％**、**牛レバーの10％以上**がカンピロバクターの汚染を受けているという調査報告がある。

　カンピロバクターは100個程度の菌がヒトの体内に入っただけで食中毒を起こすことがある感染性の強い菌である。加熱不十分な鶏肉やカンピロバクターが付いたままの調理器具などで作った料理を食べれば、食中毒にかかる危険性は極めて高い。

　カンピロバクター食中毒を防ぐためには、加熱ムラがないように、中心温度75℃で1分程度（肉の赤みがなくなるくらい）の加熱調理を行う必要がある。肉の中心温度が60℃（肉の中が半生、ミディアム状態）では、食べて「美味しい」かもしれないが、食中毒の危険と隣り合わせであることを忘れないでほしい。

子供たちを襲った？「焼き鳥」
─急いでいたのか、焼き方の未熟か─

■　事例の経過から見た原因の推定・特定

　ある日の保健所に複数の医師から、「腹痛、下痢、発熱の症状のある小学生患者の便からカンピロバクターが見つかった」との連絡があった。調べたところ患者の小学生は、同じ飲食店で会食した2家族7名のうちの子供たち3名であった。子供たちは店で焼き鳥、

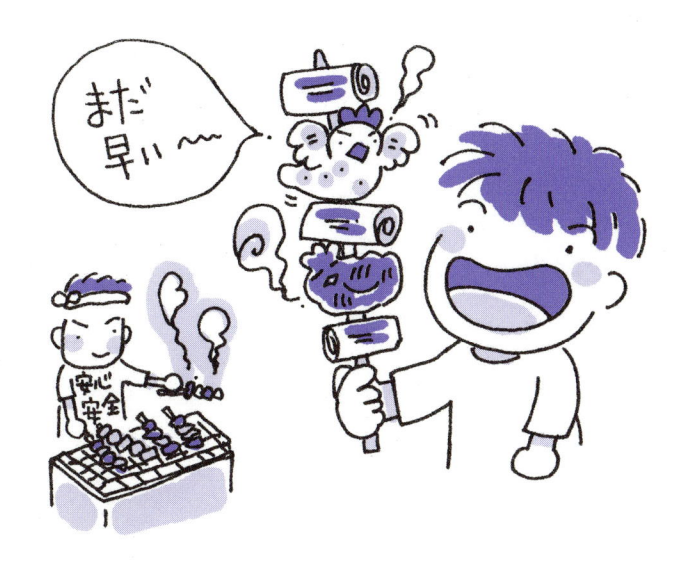

卵焼き、枝豆、魚の刺身などを食べていたが、この店での食事と小学校の給食以外に共通食はなかった。小学校でこの時期に具合の悪くなった生徒はこの3名以外にいなかったことから、給食が原因ではないと判断された。

　このことから飲食店の調べがさらに進み、冷蔵庫にあった食材の鶏肉からカンピロバクターが検出されたことが決め手となり、保健所はこの店の食事による食中毒と断定した。

　原因食品として最も疑われた焼き鳥は、大人も子供も食べており、はじめのうちは何故子供たちだけが発症したのか分からなかったが、焼き鳥は子供用と大人用とそれぞれ別の皿に盛られて提供され、焼いた従業員も違っていたことが明らかとなった。

　この2つの事実から子供たちの食べた焼き鳥の焼き方が不十分であったと考えられた。さらに、この店における鶏肉の取扱いは衛生的とは言えず、冷蔵庫内で他の食品への二次汚染の可能性も指摘された。

　その後、2名の生徒は順調に回復したが、1名は医師の治療を受けていたにもかかわらず、便からカンピロバクターが検出されなくなるまでに1か月以上かかり、医師が**ギラン・バレー症候群**＊を心配したほどであった。

知らないではすまないことも…
―4人に3人が「カンピロバクター食中毒」を知らないという現場―

■ 現場でのカンピロバクター食中毒の認知度

　この店の店主をはじめ調理従事者は、鶏肉とカンピロバクターに関する知識が明らかに不足していた。2008年に大阪府が焼き鳥店を対象に、カンピロバクターについての調査を行ったが、「カンピロバクター」という菌の名前を知っていた人は60％程度であり、

その性質まで理解していたのは40％に満たないという結果だった。
　単純に計算すると、比較的正しくカンピロバクター食中毒を知っている関係者は、100人中24人、つまり4人に1人ということになる。この店も例外ではなかった。

カンピロバクターは子供が大好き？

■ カンピロバクター食中毒の特徴

　この事例では子供たちが食中毒にかかったわけだが、カンピロバクターはどうも子供が好きらしい。2005年の広島市の調査によると、年齢別カンピロバクター患者の割合では20歳代以下の若年層が80％以上を占めている（図4　カンピロバクター食中毒患者の年齢別比較）。

　生の肉を食べた場合の感染率には大人と子供とでは大きな違いがあり、全年齢平均の感染率と比べて、9歳以下が3.4倍、10歳代が2.5倍と高く、20歳代では0.5倍というものだった。このことから10歳代以下の子供ではカンピロバクター感染に対する感受性が高い、つまりかかりやすいということが分かった。

　2008年のカンピロバクター食中毒の原因施設別発生状況（全国）では、飲食店が原因施設の9割以上（229件）を占めており、飲食店における店主をはじめとした従業員の食中毒予防に対しての責任は重いのである。

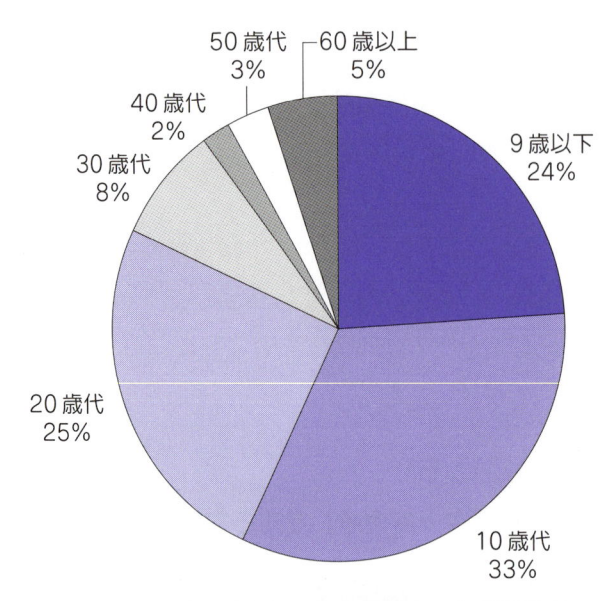

図4　カンピロバクター食中毒患者の年齢別比較
（2005年度　広島市：散発患者403名）

- 9歳以下　24%
- 10歳代　33%
- 20歳代　25%
- 30歳代　8%
- 40歳代　2%
- 50歳代　3%
- 60歳以上　5%

鶏肉が新鮮なほどカンピロバクターも生きがいい？

■ 焼き鳥屋さんへ一言

　鳥刺しを出している店でカンピロバクターの危険性について注意すると「うちの鶏肉は産直で新鮮だから大丈夫！」との声をよく聞く。しかし、カンピロバクターは酸素が少ない環境（微好気性）を好み、空気中にさらされていると死んでしまう性質を持っている。つまり解体処理後の鶏肉が新鮮なほどカンピロバクターも生きがいい！と言えるのである。

　"産直"、"新鮮"のうたい文句は、鶏肉に限れば「安全」の保証などではなく、カンピロバクター食中毒の危険性が高いと言っているようなものなのである。

　焼き鳥を安全に食べるためには中心温度が60℃程度では不十分であり、75℃、1分間加熱する必要がある。「そんなに加熱したら焼き鳥が焦げてしまっておいしく食べられないよ！」ということを業者から聞くことがある。

　しかし、どうしたら焼き鳥の中心部まで十分に加熱でき、しかもおいしい焼き鳥が提供できるかを工夫するのが、お客様第一を考えるプロの腕の見せ所である。

■ 肉の生食と食中毒の認識ギャップ

　2009年に東京都食品安全情報評価委員会によって、「食肉の生食による食中毒に関する事業者と消費者の意識調査結果」がとりまとめられた。その中で次のような興味深い結果が認められた。

●**肉の生食を始めたきっかけとして**、消費者は「飲食店のメニューにあった（55％）」が最も多かった。一方、提供店では「客の求めに応じた（45％）」が最も多く、特に居酒屋では56％と高い回答であった。

　生の肉は店がメニューとして提供するから客が食べるのか、客が求めるから店が提供するのか、どちらにしても食中毒発生を防ぐためには大きな問題である。

●**肉の生食による食中毒に関する知識では**、① 食肉の食中毒菌汚染の実態、② 食肉の鮮度と食中毒の関係、③ 食中毒と生肉の関係の各項目について、消費者が正確には「知らない」と回答した割合はそれぞれ、71％、60％、82％と非常に高かった。

　同様の質問に対して、営業者はそれぞれ35％、12％、27％であり、ある程度の認識はあるものの生肉を提供していることがうかがえた。

　営業者の中には、食肉を自ら新鮮だと判断していることを根拠として生食用として提供している営業者が約2割認められ、経験による「新鮮＝生食可能」という意識が根強く

残っていることがうかがえた。

> ■ **ま と め**
> ・鶏肉のカンピロバクター汚染率は高いことを認識する。
> ・鶏肉調理には十分な加熱が重要である。
> ・鶏肉を扱ったまな板、包丁などの調理器具や手指から他の食品への二次汚染の防止が鍵である。
> ・安全な生食用の鶏肉は流通していないことを認識することである。

＊ギラン・バレー症候群

　急性突発性多発性根神経炎で、手足のしびれから四肢の麻痺、呼吸筋麻痺、脳神経麻痺などを起こし、15～20％が重症化し、死亡率2～3％である。ウイルスや細菌に感染した後に自己抗体ができ、この抗体が自分自身の運動神経を傷つけて手足の筋肉を麻痺させるという作用機序が考えられている。

　症状が出るのは、食中毒発病後1～2週間経過してからである。日本では毎年2,000人以上が発症していると推計される。

　米国の統計では、カンピロバクター感染者の10～30％が、ギラン・バレー症候群を起こしていると推定されている。

No. 18　カンピロバクター食中毒—調理実習

調理実習の器具と手指からカンピロバクター二次汚染
調理器具の使い分けと手洗いをしっかりせよ！

調理器具への食中毒菌の二次汚染をどう防ぐか

　市販されている鶏肉にはカンピロバクターが高率に存在している。これは食鳥処理場から出荷されたばかりの新鮮な鶏肉でも同様である。したがって、**鶏肉を扱うまな板、包丁などの調理器具は、野菜や加工品用のものとは使い分ける必要がある。**調理の過程では鶏肉に触れた手指の適切な手洗いや、調理器具類の使い分けを行うことによって、鶏肉由来のカンピロバクターによる二次汚染を防ぐことが重要である。もちろん、鶏肉の加熱（75℃、1分以上）は十分に行わねばならない。

不用意な調理実習と調理指導

　ある高校の教諭から「高校2年生4名が下痢、発熱などの症状があるが、4名の共通の食事は調理実習によるものだと思われる」との連絡が保健所にあった。調査の結果、この時期に同校の2年生10クラス371名が鶏肉を使った調理実習を行っており、最終的患者数は6クラス49名となった。

　患者の共通食は調理実習の食事のみであり、5名の患者の検便からカンピロバクターが検出されたことなどから、保健所は高校における鶏肉を使用した調理実習の食事を原因とする食中毒と断定した。調理実習のメニューは全クラス共通で、鶏肉を使った竹の子の炊き込みご飯、わかめの汁物、魚のムニエル、野菜サラダであった。食中毒発生の原因としては、原料鶏肉のカンピロバクターが生徒の手、まな板、包丁を介してサラダや調理済みの食品を二次的に汚染したことが推定された。

　さらに保健所による調査によって、調理実習を行った10クラスの内4クラスに患者は認められず、6クラスの患者発生率は8％から40％だった。患者発生の多かったクラス生徒の特徴として、二次汚染を広げやすい不注意な行動が認められた。また、調理実習手順は全クラス共通であったが、実際の調理実習は教諭3名が各クラスを分担して指導していたため、指導教諭別患者発生率を比較すると、指導教諭によって患者の発生状況に差があることがわかった。教諭間の指導方法の違いがこの事例の患者発生率の差の一因となって現れたことが考えられた。

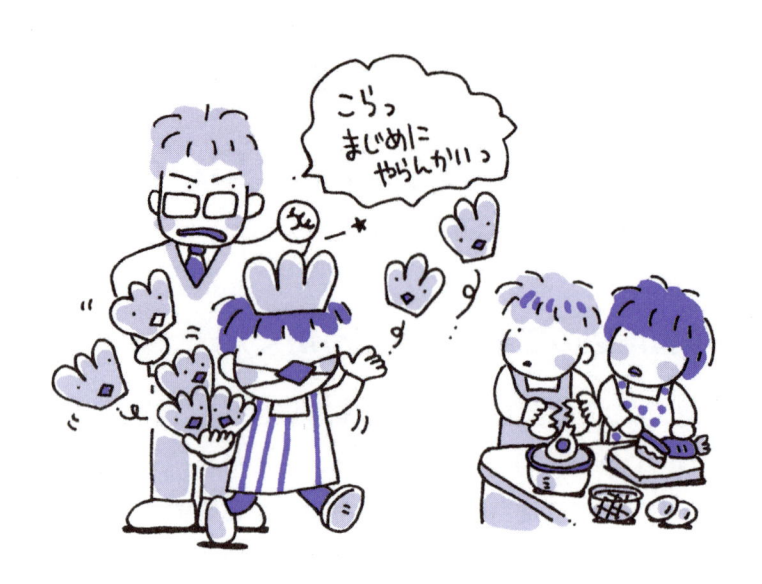

■ **カンピロバクター二次汚染拡大の原因**

　① 　調理器具を介した交差汚染

　鶏肉用に使用したまな板、包丁などを十分に洗浄、殺菌しないままで引き続きサラダ用の野菜をカットした。これは調理器具の使い分け不十分と使用順の間違いである。包丁、まな板などは肉用と野菜用とに使い分けることが必要である。どうしても調理器具の十分な使い分けができない場合には、調理器具を野菜に使用した後に洗浄してから鶏肉に使用すべきであった。

　② 　作業後、作業前の手洗いの不備

　鶏肉を直接扱った手指を、洗浄、消毒しないままで次の調理作業を行っていた。これでは鶏肉のカンピロバクターを手指によって広げてしまったことになる。鶏肉におけるカンピロバクターなどの食中毒菌汚染の実態を知らない危険な行為であった。

　③ 　その他

　複数の班に分かれての実習であったが、生徒の中には他の班に頻繁に出入りをして、調理参加や試食をしており、カンピロバクターの交差汚染を広げた可能性があった。

調理実習を担当する教諭の知識不足

　学校の調理実習でのカンピロバクターによる食中毒が後を絶たないため、2003年には「調理実習等における事故防止について（平成15年6月11日付15健安食第815号厚生労働省健康局食品医薬品安全部長通知）」が教育庁等関連機関に対して通知されている。しかし、学校の調理実習が関係したカンピロバクターによる食中毒は2004年以降の5年間で16件発生している（**表17**　カンピロバクター食中毒と調理実習（2004年～2008

表17 カンピロバクター食中毒と調理実習（2004年～2008年）

西暦（年）	発生件数	摂食者数	患者数	死者数
2004	2	156	38	0
2005	7	836	184	0
2006	3	215	67	0
2007	0	0	0	0
2008	4	455	97	0
総計	16	1,662	386	0

厚生労働省全国食中毒事例より集計

年))。

　食中毒の原因としては、本事例のような二次汚染によるものの他に、鶏のささ身の和え物、鶏胸肉の焼き物、鶏挽肉の揚げ物、親子丼などのメニューにおいて鶏肉の加熱不十分が原因となっている。

　本事例では、指導教諭間の鶏肉のカンピロバクター食中毒に関する基礎知識と認識の違い、それに伴う生徒への衛生指導の徹底の差が、結果としてクラス毎の患者発生率の差となって現れてしまったものと推定される。学校での調理実習では料理の作り方を学ぶ前に、食材に関する正確な知識と安全な取扱い方法を学ぶ必要がある。そのために指導教諭の役割は重要である。学校の教諭が衛生上間違った調理方法を教えてしまって、「これが本当の反面教師？」などということでは洒落にもならないのである。

　現状の市販鶏肉におけるカンピロバクター、サルモネラ、大腸菌などの食中毒菌の汚染率が高いことを考えると、学校における調理実習に鶏肉を用いることは食中毒発生リスクが高いことを十分に認識した上で授業が計画されなくてはならないのである。

■ ま と め
- 鶏肉調理には十分な加熱が重要である。
- サラダや和え物は先に、鶏肉料理は後に調理するなど、調理の順番を考慮する。
- 鶏肉を素手で扱った場合には十分な手洗いをする。
- 生肉専用の包丁やまな板を用意し、他の食材と共用しない。やむを得ず共用しなければならない場合には、よく洗って消毒してから他の調理に使うようにして二次汚染を防ぐ。
- 調理実習で鶏肉を扱う場合には、学校教諭がカンピロバクター食中毒について正確な知識を持ち、安全な取扱い方法を生徒に実行させねばならない。

No. 19　サルモネラ—弁当・卵焼き

卵焼き弁当30℃、5時間放置でサルモネラ食中毒
目玉焼き製造所での割卵と焼きの同時進行で汚染か？

鶏卵は生鮮食品、賞味期限表示は、サルモネラ対策に始まる

■ 鶏卵の中で増殖するサルモネラ

　1980～90年代は、鶏卵由来のサルモネラ食中毒が大流行し、欧米はもちろんのこと、日本でもその対策に食品衛生のかなりの力が割かれた。

　サルモネラ菌で問題になったのは、サルモネラ・エンテリティディス（以下S.Eと略）という菌で、日本ではヒトからの検出数が1987年では300～400名程度だったのが、1993年には2,500名に上るという驚異的な広がりを経験した。このS.Eが加わったことによりサルモネラを病因物質とする食中毒患者数は、1991年に他の菌を抑えてトップとなり、以降6年間その勢いは止まらなかった。

　それまでは、「鶏卵は腐らない」と一般的に信じられていた。そのために、養鶏農家では30℃を超える夏の日でも卵は室温に保管され、問屋も販売店でも同様に卵を扱っていた。しかし、鶏卵由来のS.Eによる食中毒の多発を受け、1999年11月1日から鶏卵の生食可能期間を示す賞味期限表示が義務づけられた。

　S.Eによる鶏卵汚染には2つの経路が考えられる。1つは親鶏の卵巣に棲（す）みついてい

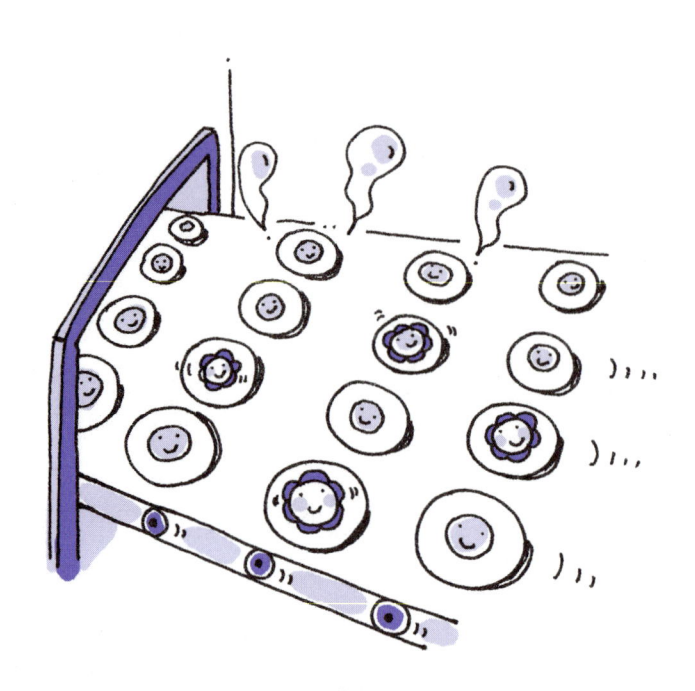

たS.Eが卵の形成時に卵黄に付着して卵内に入り込んでしまうのである。もう1つは産卵後の卵の殻表面から、鶏糞などについていたS.Eが入り込むルートである。卵の保存温度や保存期間の長期化によって、卵黄膜が弱くなってくると黄身と白身が混ざったような状態となり、S.Eが急激に増えてしまうのである。

　こうしたことが分かってきて、鶏の管理、卵の生産、流通、販売までの温度管理を含めた衛生環境が整えられてきたことで、S.Eによる食中毒は減ってきたのである。しかし、割卵後に放置したり、器具の洗浄が不十分だと、S.Eが増殖して施設内に拡散し、従業員の感染機会も高くなる危険性をはらんでいる。

加熱不十分か、二次汚染か。輪をかけた 30℃、5 時間放置!?

■ 弁当の定番：目玉焼き、一度起こると規模も大きい

　ある事業所から「従業員が腹痛、下痢などの症状を起こしている」との連絡が保健所にあった。間をおかず複数の事業所から同様の連絡があり、大規模な食中毒への発展を予感させた。

　患者の共通食を調べて浮かび上がったのは、ある仕出し屋で、1日約 2,000 食の弁当を約 500 か所の事業所などに配達していた。この弁当を食べて症状を訴えた人数は 470名で、下痢、腹痛、発熱などを起こしていた。

　患者および調理従事者の糞便を調べたところ、S.Eが検出され、このことから弁当のメニューにある「目玉焼き」がもっとも怪しいと思われた。この「目玉焼き」は前日に別の施設で製造されたものが納品され、弁当の一品として使用されていた。

　目玉焼き製造所では、床排水溝付近から採取した検体にS.Eが検出され、患者7名と仕出し屋従業員3名の糞便から分離されたS.Eの型が一致した。したがって、S.Eによる初期の汚染はこの施設で起こっていたと推定された。

　実際に目玉焼き製造所では、目玉焼きの製造と割卵作業が同時進行しており、焼き上がった目玉焼きは、素手で箱詰めされていた。これではS.E汚染は防げないと思われた。

　しかし、患者発生が拡大した原因としては、仕出し屋での盛り付け時の二次汚染のほかに、弁当運搬時における外気温 30℃の車内に 5 時間放置という、ちょっと常識では考えられない取扱いによるS.Eの増殖が考えられた。のど元過ぎれば…、ではないが、1990年代のサルモネラ食中毒の教訓をもう少し学んでほしいと痛切に思う。

サルモネラの感染ルートは他にもある

■ 2009年9月　某県のアンテナショップにおける食中毒事件

　県特産品のPRを兼ねて、鶏肉と卵を使った飲食店のアンテナショップを品川に出していた。大盛況であったため、卵を事前に割り置きし、さらに継ぎ足しをしながら親子丼を提供したところ、サルモネラによる食中毒事件を起こしてしまった。

　卵料理を作る際に、たくさんの卵を割り置きすることは、例えば1個の卵に含まれていたサルモネラを他のたくさんの卵にも混ぜる危険性を含んでいる。さらには、割り置きあるいは同じ容器に継ぎ足しする行為は、菌の増殖時間を許すことになる。

　親子丼を作るときに十分な加熱ができなければ必然的に食中毒を起こしてしまうのである。これでは、せっかくの県特産品のイメージアップを計画したアンテナショップも逆効果を招いてしまった。

■ アニメーション映画を見た子供らがサルモネラ菌に感染！

　アメリカで2009年12月から公開されたアニメーション映画『プリンスと魔法のキス』を見た後にカエルとキスをして、病院に運ばれた女の子が50人近くいるとの報道があった。

　映画では、ヒロインがカエルの姿にされた王子の魔法を解くためにカエルにキスをするシーンがあり、これに感化された子供たちがペットのカエルにキスをしてしまったようである。

　カエルなどの両生類や爬虫類(はちゅうるい)はサルモネラを持っていることがあり、安易に触ったりキスをしたりすると感染する恐れがある。過去にもカメ、スッポン、ヘビ、イグアナ、トカゲなどを原因とするサルモネラ感染症が報告されている。

　ペットとして両生類・爬虫類を飼う場合には、子供たちとペットの接触の仕方には十分な注意を払う必要がある。

■ 1988年　錦糸卵による10,476名の食中毒事件

　近年はS.Eによるサルモネラ食中毒が主であるが、過去にはサルモネラ・ティフィミュリウム（ネズミチフス菌）による事件の多い時期があった。特に大規模な食中毒は、1988年4月に起こった真空パックした錦糸卵による食中毒である。このときの菌は、S.Eではなくサルモネラ・ティフィミュリウムである。

　ある店に立ち入ったとき、ネズミの痕跡を見つけたので店長に訊ねたところ、「そうなんですよ。この店のネズミは何故かおいしい米ばかり食べるんですよ。ハハハ…」と、あまり緊張感のない答えが返ってきて呆(あき)れたことがある。

私の言いたかったことは、ネズミが店内を動き回っている事実を確認しているのであれば、徹底した駆除を行わないと大きな食中毒事件の原因になりかねませんよということだった。しかし、この店長にとっては、何故ネズミがおいしい米ばかり狙うかの方が興味のあることだったらしい…。
　店長はネズミが各種のサルモネラを保有していることを正しく理解すべきである。

> ■　ま　と　め
> ・食中毒の基本「つけるな！　増やすな！　やっつけろ！」は生きている。
> ・卵の割り置き、混合、室温放置は御法度(ごはっと)！である。
> ・施設の能力以上の製造は食中毒事故の原因になる。
> ・サルモネラ食中毒の原因になりやすいのは、鶏卵、鶉(うずら)卵、生肉（鶏肉、レバーなど）であるが、ウナギ、スッポン、ミドリガメもサルモネラを保菌していることがあるので、注意が必要である。

No. 20　黄色ブドウ球菌食中毒―弁当

傷のある手で盛り付けて黄色ブドウ球菌食中毒
弁当調製から10時間室温放置で毒素発生！　悪質な食品衛生法違反で、告訴する

毒素型食中毒菌の代表的なもの

■ ヒトの20～30％が保有しているという黄色ブドウ球菌

　表皮種のブドウ球菌は、ヒトや動物の皮膚や環境中に広く棲みついている菌で、誰でも持っており、特別悪さをするわけではない。この種のブドウ球菌は、ある意味では他の病原菌から皮膚を守るバリアーの役目を果しているとも言える。

　ただ、ここで問題とする黄色種のブドウ球菌は、病原性が強く、**鼻前庭、咽頭、皮膚、腸管内**などに棲みついている菌で、**健康な人でも約20～30％が保菌している。特に、傷、おでき、にきびなどの化膿の原因菌である。**

　手指に化膿した傷のある人が食品を調理すると、この菌が食品に付着する。菌にとって条件がよければ食品中で増殖してエンテロトキシンという毒素をつくる。この食品を食べた人は、この毒素にあたって食中毒になるのである。加熱調理工程があれば食品中の菌そのものは死滅させることができるが、それでは食中毒を防ぐことはできない。何故ならば、このエンテロトキシンという毒素は、熱に強く100℃、30分の加熱でも分解されずに食品の中に残っているのである。黄色ブドウ球菌は毒素型食中毒菌の代表格である。

　2000年頃までの黄色ブドウ球菌による食中毒の年間発生件数は約110件であったが、最近の発生件数は60件前後で推移している。患者数は例年1,000～2,000人発生しているが、2000年6～7月に起こった、大手乳業会社による大規模な事故では、一気に15,000人に跳ね上がってしまい、未だに大きな危険性をはらんだ食中毒菌と言える。原因と対策が比較的に明確であるにもかかわらず無くすことができずにいる食中毒でもある。

悪質な食品衛生法違反、告訴する

■ 傷だらけの手で、弁当に黄色ブドウ球菌の"隠し味"はいただけない！

　消防署から「道路工事関係者多数が、未明から急性胃腸炎症状を起こして救急搬送されている」との連絡が保健所に入った。患者は高速道路のトンネル作業現場で、夜間工事に従事していた人たちであり、25名がおう吐、下痢などの症状を起こしていた。患者の共通食は作業現場近くに設置された食堂で調製された弁当のみであった。

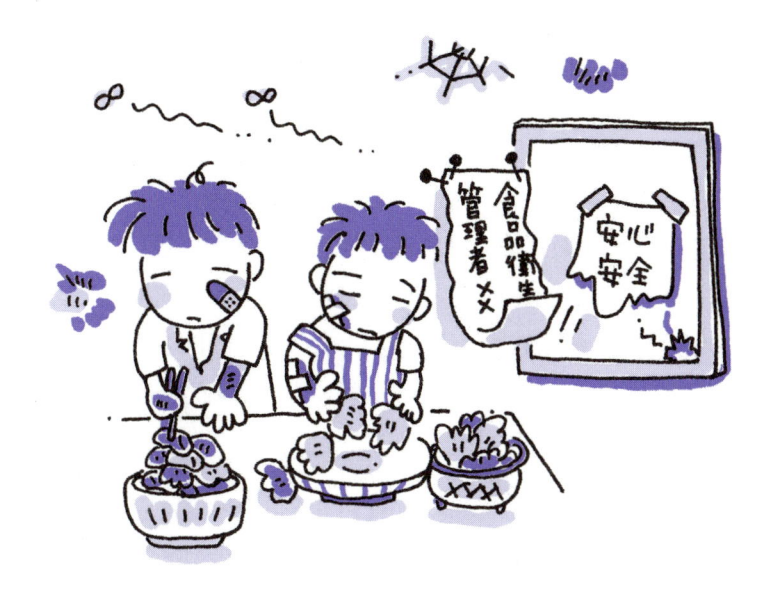

検査の結果、弁当残品、参考食品、調理施設拭き取り検体、患者の糞便と吐物、調理従事者の糞便から黄色ブドウ球菌が検出された。弁当のメニューのうち牛肉のオイスター炒め、切り干し大根の煮付けからA型エンテロトキシンが検出され、これらが食中毒の原因食と考えられた。さらに調理従事者3名全員の手指から黄色ブドウ球菌が検出され、そのうちの1名はA型エンテロトキシン産生性の菌だった。3名全員の手指には、手荒れ、切り傷が認められたにもかかわらず、当日調理の際に手を洗うこともせずに、直接手で弁当の盛り付けを行っていた。このようにして、調理従事者由来の黄色ブドウ球菌が調理施設内を広範囲に汚染してしまっていたのである。

　弁当は調製されてから食されるまでに8時間から11時間経過しており、室温に保管されていたために菌が増殖してエンテロトキシンが産生されたものと推定された。

　さらに、この弁当調製施設は、トンネル作業所に勤務する工事関係者への給食を提供していたが、食品衛生法に基づく飲食店営業の許可を得ていなかったことが判明した。給食営業者は過去に営業許可を受けて工事現場における給食の調製・提供を行っていたが、今回はあえて営業許可を得ておらず極めて悪質であるとして、保健所は警察署に対し食品衛生法違反による告発を行った。

食事には、それを提供する人の気持ちが表れる

■ やっつけ仕事で事故ったら、出会いがしらの交通事故、あたらなければ儲けもの

　この事例は典型的な黄色ブドウ球菌による食中毒事例である。すなわち、手荒れのある従業員が、手も洗わないままで食品をはじめ、調理器具や調理施設内を触ることによって、手からの黄色ブドウ球菌汚染が広範囲に広がってしまった。さらに、手や調理器具か

ら食品についた黄色ブドウ球菌は、食品（適度の栄養と水分）の中で増殖しやすい温度に長い時間保たれることによって耐熱性毒素のエンテロトキシンを作ってしまった。一部の食品は再加熱されたであろうが、エンテロトキシンは壊れずに食品中に残ったために、弁当を食べた人たちが食中毒を起こしてしまったのである。

　この事例の営業者は、食品衛生法に触れる行為であるのを知りながら無許可営業を行っていた。営業許可を取るとなれば、それなりの設備もそろえる必要がある。

　「どうせ短期間の工事だ、経費がもったいないから、今回はやめにしよう。何かあったらその時はその時だ」と、聞いたわけではないが、事の経緯からそんな声が聞こえてきそうな事件であった。

手指が直接触れる食品づくりには、特に注意を

　黄色ブドウ球菌食中毒の原因になりやすい食品は、おにぎり、弁当、生菓子などである。これらはすべて調理工程において手が触れる機会の多い食品である。2008年の黄色ブドウ球菌による全国食中毒事件数58件のうち15件はおにぎりによるものである。

　ある花火大会の見物客120人がおにぎり弁当で食中毒になった例では、会場付近で見物客が次々とおう吐を起こしてしまったために、救急車が頻繁に出入りして会場は騒然となってしまった。食品中に作られたエンテロトキシンによる症状は喫食後2〜3時間で起こるためである。この事件では、手に傷のある調理従事者一人の黄色ブドウ球菌がこのような大きな事故を発生させてしまった。

　また、ある宗教団体のイベントに参加した460名がおにぎり弁当を食べて食中毒になった事例では、業者はこの日の弁当を10,327人分調製しており、製造能力をはるかに超えた注文への対応に無理があったのではないかと推定された。このように、昔から繰り返されるおにぎりと黄色ブドウ球菌食中毒の関係は未だに断ち切れずにいるのである。

　ところで、おにぎりを握るときに「少量の塩をつける」、「具として梅干しを入れる」などをすれば、おにぎりで食中毒にはならないと思っている人はいないだろうか？　これらの話には落とし穴がある。

　まず、黄色ブドウ球菌はおにぎりにつけた程度の塩分で増殖を押さえることは無理である。黄色ブドウ球菌は、塩に強く10％程度の塩分濃度にも耐えるのである。ちなみに塩辛さの例を挙げると、海水は3.5％、味噌汁は1％、カップラーメンは6.5％程度である。

　次に、梅干しにはクエン酸が多く含まれている。確かにクエン酸には菌の増殖を押さえる働きがあるが、これはあくまでもクエン酸がご飯の中にしみ込んだ範囲の話である。梅干しが入っているからといって、クエン酸がおにぎり全体にしみ込んで菌の増殖を押さえ

るほどの量で行きわたるわけではない。やはり、食中毒にならないためには、なによりも食品に「食中毒菌をつけない」ことが第一である。

表18　消毒、殺菌、滅菌、静菌、除菌、抗菌の違い

滅菌	Sterilization	すべての微生物を殺滅または除去することで、完全な無菌状態にすることをいう。
殺菌	Pasteurization	単に微生物を殺すことを意味する。
消毒	Disinfection	人畜に病原性のある特定の微生物を殺菌または無害化することをいう。
静菌	Microbiostasis	微生物の増殖を阻害することをいう。
除菌	Removal of microorganism	対象物から微生物を除去することをいい、ろ過除菌、沈降除菌、洗浄除菌などがある。
抗菌	Antimicrobial	微生物の増殖を阻止することをいい、静菌、殺菌、滅菌、消毒など広く含む。

これらの用語に統一された定義はないが、およその意味はこの表のようになる。

■ま と め

・手指に傷のある人は、直接食品に触れる調理をしないようにする。
・常に手洗い装置を使える環境を整えて、状況に応じた適切な手洗いと消毒を行う（図5　目的別手洗い）。
・食品を増殖に適した温度帯に長時間保管しない（図6　細菌の増殖と温度）。
・黄色ブドウ球菌は耐熱性のエンテロトキシン（毒素）をつくることを理解する。
・無許可営業は食品衛生法違反で罰則も定められている。

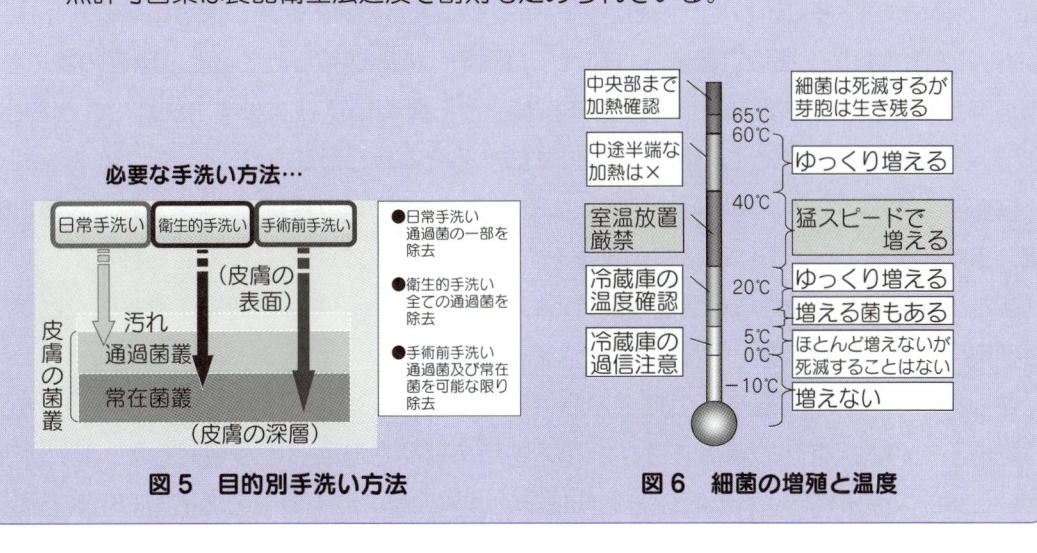

図5　目的別手洗い方法

図6　細菌の増殖と温度

No. 21　腸炎ビブリオ食中毒—低塩イカの塩辛

低塩「イカの塩辛」で腸炎ビブリオ食中毒大発生
低塩分の塩辛風和え物と伝統的塩辛は別物。温度管理は厳重に！

増える速さが、他の菌の2倍

　腸炎ビブリオは沿岸海域の海水中に生息する好塩性（3％程度の海水の塩分濃度を好む）の食中毒菌である。海水温が上昇する夏場には海水中で活発に増えて、近海でとれる魚介類に付着していることが多くなる。

　腸炎ビブリオによる全国食中毒事件は1998年の850件（患者5,841名）をピークに2008年の17件（患者168名）まで減少傾向にあるが、条件次第では他の細菌の約2倍以上の速さで増殖する特徴を持つため、夏場には最も注意が必要な食中毒菌であることに変わりはない。

　腸炎ビブリオは真水や60℃以上の加熱で容易に死滅させることができるが、刺身などのように調理、製造時に加熱工程がない場合には、菌を増殖させない取扱いと温度管理（4℃以下）が必要である。

原因はイカの"和え物風"塩辛

　2007年M県内で製造された「イカ塩辛」を原因とする食中毒事件が多発し、患者は12自治体の620名に達した。各自治体の保健所による調査の結果、患者に共通する食品がM県の魚介類加工施設で製造された「イカ塩辛」のみであったことと、患者の便、「イカ塩辛」残品および未開封の「イカ塩辛」製品から腸炎ビブリオが検出されたことから、「イカ塩辛」を原因食品とした腸炎ビブリオによる食中毒と断定された。

　製造所の調査の結果、腸炎ビブリオによる汚染は原料のイカ耳およびイカ腑（内臓）由来、または製造工程における製造器具類を介した交差汚染の可能性が考えられた。

　また、夏場にもかかわらず温度管理の行われない製造施設での長時間作業が腸炎ビブリオ増殖の大きな要因と考えられた。

　さらに、この「イカ塩辛」の塩分濃度は4％前後で、仕込み期間もおよそ1日から3日であるため、保存性の期待できない和え物風の製品であることが判明した。したがって、伝統的な製法で作られる高塩分熟成塩辛とは異なり、食中毒菌の増殖抑制効果も期待できない製品であった。

　厚生労働省は**平成19年12月10日、「低塩分塩辛の取扱いについて」との通知**を全国

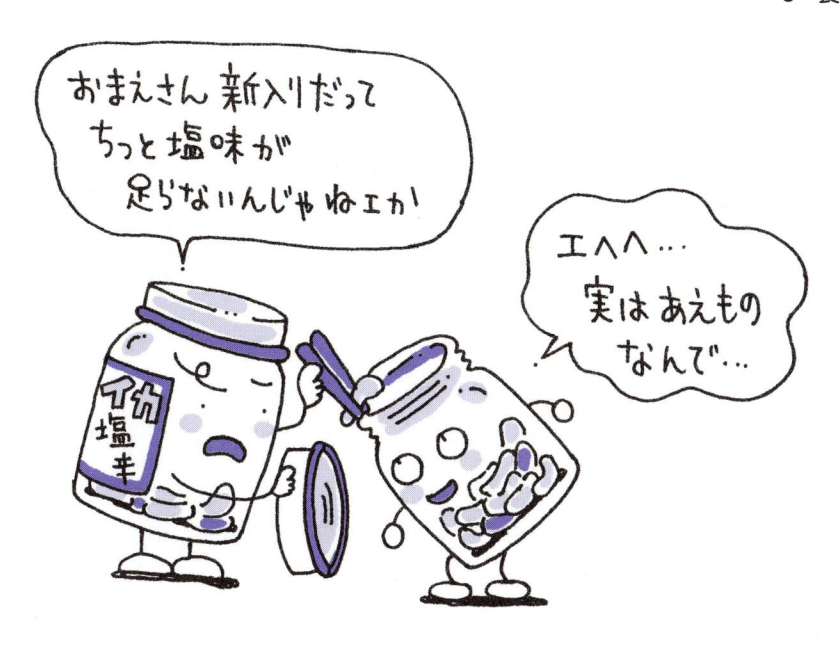

の自治体に出して、低塩分「イカの塩辛」の取扱い方法についての注意喚起を行った。

変わる伝統食品の製造方法と食中毒

■低塩化と食中毒の落とし穴

　伝統的な塩辛は、10％以上の食塩を含んで、微生物による発酵過程の後に出来上がる食品である。食塩濃度10％では、腸炎ビブリオなどの食中毒菌は増殖することができず、常温での長期保存が可能であった。しかし、この事件の商品は「イカ塩辛」と言いつつも、製造工程に発酵や殺菌処理がなく、しかも塩分濃度4％のイカの"和え物"であることから、原料由来の腸炎ビブリオが最も増殖しやすい条件が揃っていたことになる。

　保存性のない低塩分塩辛であれば、製造工程、流通、販売の全ての段階における低温管理（10℃以下）が必要であったが、製造者に"和え物を扱っている"という衛生管理の認識がなかったことが被害を大きくした原因でもあった。

　消費者も最近の健康志向によって低塩分の商品を利用する機会が多いが、その際には低塩分では腐敗しやすく、十分に時間をかけて熟成を行った伝統的発酵食品とは全く違う商品であることを理解しなくてはならない。イカのうま味を最大限引き出し、かつ安全に食べられるように工夫してきた伝統的な塩辛製造の知恵はなかなか奥が深いものである。

　ビブリオ属の細菌は、海水程度の塩分濃度（3％）の環境を好み、コレラ菌や**バルニフィカス菌***のように重い症状になるものもあるので注意が必要である。

■ まとめ
- 腸炎ビブリオは3％前後（0.5～8％）の塩分濃度で増殖する。
- 魚介類の調理前には、体表、エラは真水でよく洗うことで腸炎ビブリオを殺菌する。
- 調理器具は使い分け、しっかり洗浄と消毒を行う。
- 腸炎ビブリオは増殖の早い菌なので低温管理による調理と提供を行う。
- 夏場は貝類の生食は提供も摂食も控えるのが賢明である。
- 低塩分で腐敗しやすい塩辛風の和え物と発酵食品としての伝統的塩辛とは別物と認識して取り扱う。
- 塩辛風の和え物であるならば、製造、流通、販売、消費のすべての段階における冷蔵保管が重要である。

＊ビブリオ・バルニフィカス（人食いバクテリア）

　その症状が急激かつ重いことから、マスコミが「人食いバクテリア」として取り上げることがある。2001年7月に熊本県八代郡で生のシャク（シャコに似た節足動物）や魚のコチを刺身で食べた男性3人がこの菌に感染して1名が死亡し、他の2名は重体になったという事件が新聞などで大きく報道された。事実、この菌が血液に入って全身に感染した場合は感染者の50～70％が死亡しているのである。

　1999～2003年の調査によると、この菌による感染は年間19～27件の合計107件が確認された。発生地は熊本県が最も多く、福岡県、佐賀県、長崎県を加えた北部九州地域で全体の50％以上を占めていた。

　感染経路としては、魚介類に付着して刺身などの料理を食べて感染する場合と、皮膚に傷のある人が河口近くの海に入って傷口から感染する場合があるが、ヒトからヒトへの感染報告はない。

　ビブリオ・バルニフィカスに感染すると、数時間から2日間の潜伏期間の後に、発熱、悪寒と皮膚（おもに下肢）に激しい痛みの症状が出る。その後、皮疹、腫れ、発赤、血圧の低下などの症状が現れ、急速な症状の変化が起こる。

　健康な人はこの菌に汚染されている食品を食べたとしても重症になる危険性は低いと考えられる。しかし、①免疫機能が弱い人、②肝硬変、肝臓がんなどの肝臓疾患のある人、③鉄欠乏貧血などで鉄剤を内服している人、④糖尿病の人、⑤アルコールを大量に飲む人、⑥喘息などの治療のためにステロイド剤を使用している人などは注意が必要である。

　発症の危険性の高い人はビブリオ・バルニフィカス感染症が発生しやすい夏場（特に7～9月）に刺身などの生の魚介類を食べないこと、そして魚介類を調理する場合はよく加熱することが感染予防上最も重要である。また、手足に傷のある人は6月～10月に海水に入らないことで予防することができる。

No. 22　ウエルシュ菌―カレールウが問題か

前日作り置きドライカレーにウエルシュ菌
十分に加熱調理した食品でも食中毒は起こる

酸素のないところで活発に増える菌

　ウエルシュ菌は、土壌や下水などの自然環境に広く分布し、ヒトや動物の腸管内にも棲みついている。次の事例（No. 23）のセレウス菌と芽胞を作るところなどは似ているが、酸素が苦手というところが違っている。これまで、ウエルシュ菌食中毒は、大量調理が行われる施設で多発したところから、「給食病」との異名もある（表19　ウエルシュ菌食中毒の原因施設別発生件数と患者数）。

　一般的に食中毒菌は熱に弱いため加熱調理することで殺菌してしまうことができる。しかし、ウエルシュ菌はセレウス菌同様に、熱に抵抗性のある芽胞をつくるため、加熱調理後も生き残る。しかも、ウエルシュ菌は酸素のない環境を好む菌（嫌気性菌）である。したがって、カレーを大きな寸胴の鍋で加熱調理すると、肉などの原材料中にあったウエルシュ菌の芽胞が生き残るが、煮詰められたカレーの内部は酸素が追い出された嫌気状態となってウエルシュ菌にとっては好ましい増殖環境となる。あとは、カレーの温度が下がり、芽胞が出芽して増えるための温度（45℃が最適温度）になるのを待つばかりということになる。

　カレーの中で爆発的に増えたウエルシュ菌は、調理前の少しの加熱や胃酸にも耐えて腸に到達して増殖する（つまり酸素のないところ）。さらに腸管内で芽胞をつくる時にエンテロトキシンという毒素が産生され、この毒素の作用で下痢などをおこす。

表19　ウエルシュ菌食中毒の原因施設別発生件数と患者数

西暦(年)	飲食店	仕出屋	旅館	学校	事業場	給食施設				家庭	その他	不明	総事件数(件)	総患者数(人)	1事件当たりの患者数(人)
						病院	老人ホーム	事業場	学校						
2004	10	2	4		2	3	5	1			1		28	1,243	44.4
2005	8	7	3	1	1	3	1	1		1		2	28	2,402	85.8
2006	12	3	2	1		3	3	4	1		1	5	35	1,354	38.7
2007	12	5	3		2	1		2			2		27	2,704	100.1
2008	14	6	6		3	1	2	1		1			34	1,946	57.2
総計	56	23	18	2	8	11	11	9	1	2	4	7	152	9,649	63.5

厚生労働省全国食中毒事例より集計

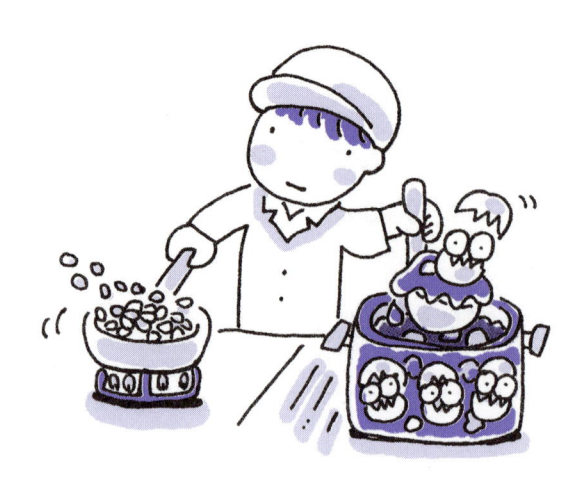

やはり前日作り置きの食品が原因

　あるホテル内の食堂責任者から、「社員食堂を利用した従業員が食中毒になったらしい」との連絡が保健所にあった。調査の結果、患者はすべてこのホテルの社員食堂を利用した従業員123名で、ホテル利用客には患者が発生していないことがわかった。患者の所属先はバラバラで社員食堂での食事以外に共通する点はなかった。ドライカレーを食べていた調理従事者6名に症状は認められなかったが便中からはウエルシュ菌が検出された。

　結局、昼食に提供されたドライカレー残品、患者および調理従事者の便から同一血清型のウエルシュ菌が検出されたことから、この事例は社員食堂で昼食に提供されたドライカレーによる食中毒と断定された。

　ドライカレーは、提供日前日に200人前が調理されていた。バット2つに分けられたドライカレーは室温（26℃）で7時間放置された後に冷蔵庫内で一晩保管された。提供日にドライカレーは再加熱されたが、温め程度で十分な加熱は行われなかった。調理後のドライカレーが室温に7時間もの間放置された理由は、調理責任者がドライカレーの冷蔵庫への保管作業を他の従事者に任せて帰宅してしまったが、任された従事者が指示を忘れてしまっていたためであった。

うっかりミスが、重大事件になってしまう例

　ウエルシュ菌食中毒は古くからあり、発生原因や対処方法も分かっている食中毒であるにもかかわらず毎年発生している。

　本事例の一番のミスは、指示を忘れてしまって大量調理したカレーを室温に放置してウエルシュ菌を増やしてしまったことである。調理に従事する者が十分に加熱調理した食品でも食中毒を起こすことをよく理解していなかったことも重大な原因である。

事前に十分な加熱調理をしただけでは防ぎきれないウエルシュ菌食中毒について、改めて理解した上で、お客さんの信頼に応える安全な食事の提供を行わねばならない。

> ■ まとめ
> ・加熱調理した食品でも食中毒は起こる（嫌気性有芽胞細菌による）ことを理解する。
> ・カレーの前日調理、翌日盛り付けは危険であることを理解してなるべく行わない。
> ・どうしてもカレーを前日調理するときには、十分な加熱の後に小さな単位に分け、急速冷却して危険温度域（50〜25℃）を速やかに通過させて冷却保管する。場合によっては60℃以上の高温で保管することも有効である。
> ・保管時にはカレーをよくかき混ぜたり、表面積の大きなバットなどに移すことによって、酸素との接触を増やすことで嫌気状態を緩和する。
> ・提供前の再加熱では、中心温度を85℃以上に上げて十分に加熱することにより増殖してしまったウエルシュ菌を殺菌する。

No. 23　セレウス菌の毒素による食中毒

調理前日に炊かれた米飯にセレウス菌の毒素
米飯やスパゲッティの「前日調理、翌日の加熱し直し」は危険！

加熱時は「死んだふり」、冷めてから息を吹き返し「毒」を撒き散らすセレウス菌

　セレウス菌（Bacillus cereus）は、土壌、河川、動植物などの自然環境中に広く分布し、穀類、食肉にも普通に見られる腐敗菌の一種である。しかし、ちょっと厄介な特徴を持っている細菌である。

　セレウス菌は熱を加えると、ちょっとやそっとの熱ではびくともしない「芽胞[*1]」と呼ばれるものに変身して生き延びる。そして、時間が経って、熱が冷めてから、またぞろ元の形に生まれ変わるのである。だから食品を加熱調理したからといって放置しておくと、とんでもないことになるのでご用心、ご用心。

　食品中のセレウス菌芽胞は、増殖条件が整うと発芽して増えはじめ、食品中に毒素を作り出すのである。しかも、この毒素も耐熱性（126℃、90分に耐える）であるために、いったん毒素が食品中に蓄積されてしまえば、食前に加熱して温め直しても、食中毒は起こるのである。

　おう吐型セレウス菌による食中毒は、おう吐を主な症状とする「おう吐型」と、腹痛および下痢を主症状とする「下痢型」の2つのタイプに分けられるが、日本で近年発生するもののほとんどは「おう吐型」食中毒である。

　セレウス菌食中毒の原因食品としては、チャーハン、スパゲッティ、ピラフ、オムライス、ドライカレーなどで、特に**前日調理の米飯**を使って調理した食品を原因とする事例が

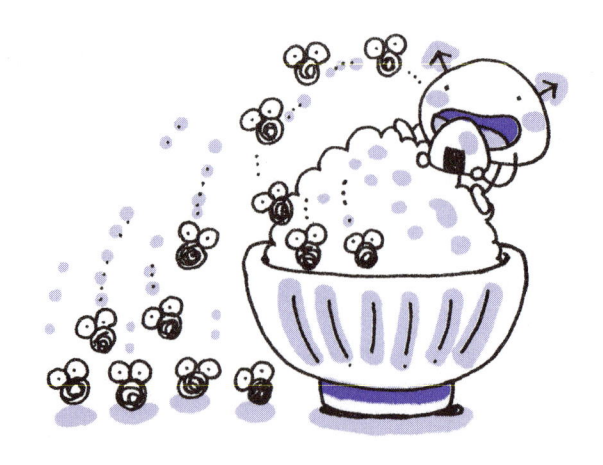

多い。

作り置きしたチャーハン用の米飯に、問題発生！

　ある日の夕方、診療所の医師から「食中毒の疑いのある会社の同僚3名を診察した」との連絡が保健所にあった。患者3名は昼食として中華料理店の「チャーハン弁当」を購入し、会社で食べたが、1～3時間後に吐き気、おう吐、腹痛などの症状があった。検査の結果、患者および調理従事者の便、食品残品と参考品、調理器具などの表面から同一**血清型***2のセレウス菌（Gilbert 1型）が検出されたため、保健所はこの中華料理店が調製した弁当を原因とする食中毒事件と断定した。

　調理工程の調査から、チャーハン用の米飯は前日に炊飯後、電源を切ったジャーに入れられたままで一晩室温に放置されていた。このことにより、米飯中に生き残ったセレウス菌の芽胞が発芽し、増殖することによって毒素がつくられたと推定された。

　そして、調理施設内の拭き取り検査からは、まな板、冷蔵庫、シンク、ガス台周りなどからも高率にセレウス菌が検出され、施設全体が常時汚染されていたことがうかがえた。施設内の手洗い器は使用不能で、シンクの使い分け、器具類の洗浄と消毒も不十分であった。

　また、この中華料理店には十分に日本語を解する食品衛生責任者がいなかったために、調査や指導が円滑に進まず、従業員の衛生に関する知識も不足していた。

加熱調理での殺菌は、万能ではないことを肝に銘じて！

■ 加熱後の食品は、生き残った菌の独壇場となる

　この事例で分かることは、ジャーの中の米飯中に残ったセレウス菌の芽胞が、電源を切られて適度な温度状態となった中で目覚め、米飯の栄養分と適度の水分という好条件の環境の中で、十分に増殖する時間が与えられたということである。

　セレウス菌は自然環境中に広く分布しており、少しも珍しい細菌ではない。穀類、香辛料、食肉、豆類などにはごく普通に付着しているし、健康な人や動物の便の中にも検出される。

　セレウス菌をすべての食材から排除して、菌が検出されない食材のみで加工食品を作ろうとすることは現実的でないし、通常の調理程度の加熱で芽胞を完全に殺菌することも難しい。それよりも、加熱調理後の食品の中で増殖させないことが重要である。加熱済みの食品は、ともすると安全であると油断しがちであるが、加熱したからこそセレウス菌以外の細菌は死滅し、**セレウス菌の独壇場**となることを忘れてはいけない。

■自分のお店は自分が守る

　「食品衛生責任者」の役割も大切である。食品衛生法によって営業許可を受ける条件の1つとして食品衛生責任者の設置が義務づけられている。「自分の店は自分で守る！」ためには、店で提供する食品に熟知した責任者がいなくてはならない。たとえ法律に定めがなくとも、当たり前のことである。

　しかし、最近は就業形態の変化によって、24時間営業店などを筆頭にパート従業員がほとんどの店舗が増え、日本の生活習慣に不慣れな外国人従業員の就労も多くなっている。我々が店に赴いたときに、食品衛生責任者やその代理もいないため、自分の店で提供した食品にもかかわらず詳しく説明できる従業員がいないことがある。店で提供される食品は安全であることは当然であり、お客さんもそれを信頼してきているのであるから、こうしたお店に出くわすと誠に心許なさを感じる。

　提供される食品は、責任を担った人間がプロの目を常に光らせてチェックしている必要がある。もちろん従業員同士のコミュニケーションは不可欠である。そして、食品衛生責任者には、不幸にして事故があった場合にも迅速、的確に対応し、被害を最小限にくい止めるための危機管理の能力も求められる。すべて、自分の店を守るためである。

■ま と め
- 大量の米飯や麺類を作り置きしない。
- 米飯、チャーハン、麺類などの室温放置はしない。
- 保存する場合には、小分けしてなるべく早く品温を下げて冷蔵保存する。
- 食品衛生責任者と従業員のコミュニケーションは食中毒防止のためにも重要。特に、営業形態が多様化した現在では、習慣の違う外国人、仕事に慣れていないアルバイト従業員の衛生教育もポイント。

---

*1　芽　胞

　ある種の細菌は乾燥、高温などの環境条件が悪くなると芽胞とよばれる耐久性の高い細胞構造を作って生き延びる。この芽胞を作る細菌としては、バチルス属（セレウス菌、納豆菌、枯草菌など）のような酸素の存在下で増殖する好気性芽胞菌と、クロストリジウム属（ボツリヌス菌、ウエルシュ菌など）のように酸素の存在しない環境で増殖可能な嫌気性芽胞菌が存在する。芽胞形成菌であっても、環境条件がよいときには栄養型となって普通の細菌と同様に分裂して増殖するものが多く、環境バランスがくずれたときに菌体内に芽胞を形成する。

　芽胞の構造は、内側から核物質、細胞質、芽胞壁と呼ばれ、これらは芽胞が発芽して新しい菌ができる場合の菌体の成分となる。芽胞壁の外側には皮層、芽胞殻がある。セレウス菌などにはさらに、芽胞外壁を持ち、これらが菌体本体を強力に保護している。

このような構造を持つ芽胞は、加熱、消毒剤のような化学薬品処理、紫外線、放射線照射に対して強い抵抗性を示す。したがって、一般的な調理加熱によって完全に不活化することはできないのである。

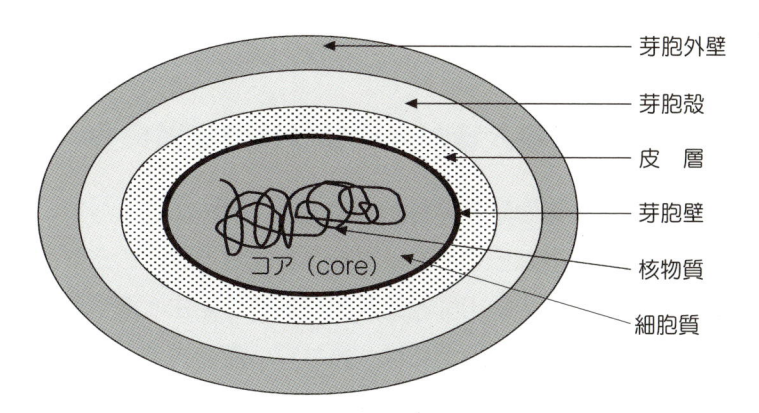

図7 代表的な細菌芽胞の構造

*2 血清型

同じ種類に属する細菌でもその抗原（菌体抗原、莢膜抗原、鞭毛抗原など）の組合せによってさらに細かく分類することができる。これらは血清によって分類され、細胞壁に対するものをO抗原、莢膜に対するものをK抗原（莢膜を意味するドイツ語Kapselの頭文字に由来）、鞭毛に対するものをH抗原と呼ぶ。

これらのものによる分類を血清型別と呼んでいる。今では悪名高い腸管出血性大腸菌O157は、本当は「大腸菌O157：H7」として分離された。すなわち、細胞壁に対するO抗原の第157番目で鞭毛に対するH抗原の第7番目の大腸菌という意味であった。

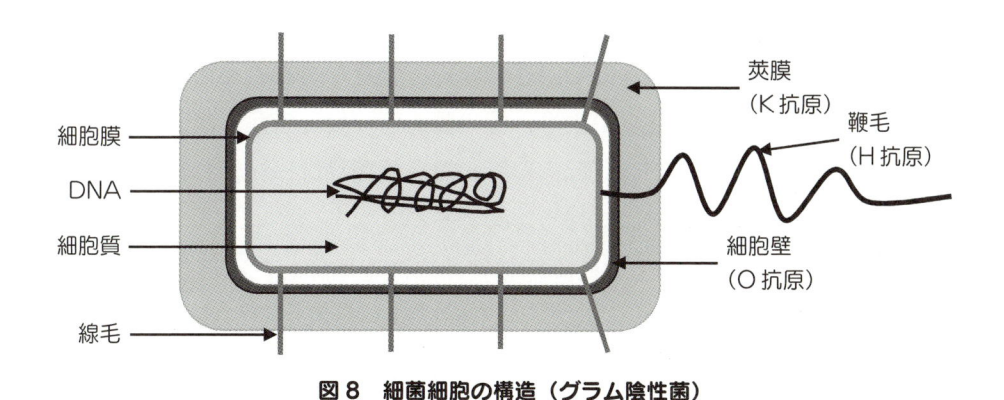

図8 細菌細胞の構造（グラム陰性菌）

No. 24　輸入品に認可されていない食品添加物

信用して輸入した製品の添加物違反で回収、廃棄騒ぎ
輸入品は使用される原材料の由来まで確実に確認することが、転ばぬ先の杖！

外国で製造された製品は輸入者が大きなリスクを背負う

■ 食品輸出国における衛生状態や基準は日本とは異なる

　現在の日本には加工製品のみならず、野菜果物、鮮魚介類などの生鮮食品までも大量に輸入されている。しかし、食品の輸出国と輸入国日本との衛生水準や基準は異なるのが普通である。食品を輸入して販売する場合には、原材料、製造方法、製品表示などすべて日本の基準に合ったものでないと、日本国内で販売、流通することはできない。

　輸入相手国における原材料、製造工程、流通工程すべてにおける衛生管理状況を確実に確認してから輸入しない場合には、輸入者が食品衛生上の高いリスクをすべて負ってしまうことを自覚する必要がある。

国内発注、外国での受注生産による製品トラブル

■ 輸入品では確認が困難な製造工程

　市販されていた輸入品の瓶詰調味料について、保健所の食品衛生監視員が添加物検査を行った。すると、その調味料から保存料（安息香酸とソルビン酸）が検出されたが、この商品には保存料使用の表示がなかった。食品衛生法に違反する疑いがあったため商品の流通は中止され、輸入品および輸入者についての詳細な調査が行われることとなった。

　この調味料は、日本の会社の注文により外国の製造者が受注生産した製品であった。日本の発注会社による製品企画書では、保存料等の食品添加物は一切使われないことになっていたため、製品表示にも添加物はなかったのである。

　輸入者を通じて、生産国のＡ工場に詳細な製造方法を確認したところ、Ａ工場での保存料使用はないとの回答であった。次に、Ａ工場に納められた原材料の添加物使用の有無について調査を依頼したところ、原料醤油には安息香酸が使用されていたことが判明し、製品から検出された安息香酸の由来が判明した。もう一方のソルビン酸については、いずれの製品原材料にも使用されていないとの回答であった。

　しかし、生産国内の基準では同じ製品原材料にソルビン酸の使用が認められているが、Ａ工場では原材料の受入れ時に添加物検査をしていなかったため、ソルビン酸混入の原因は不明のままであった。製造所は外国にあるため、日本のように製造所を管轄する保健

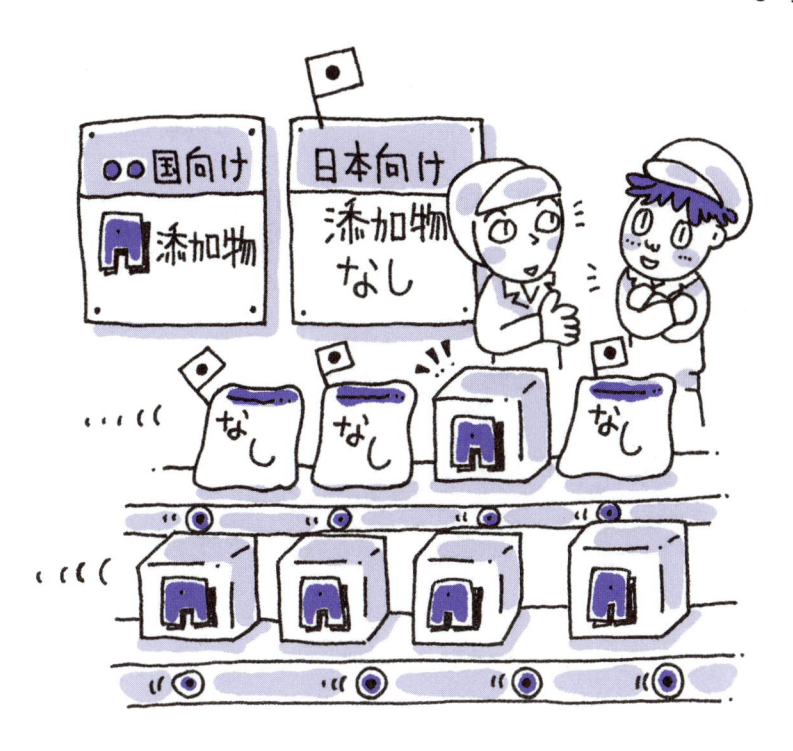

所に調査依頼することもできず、輸入者を通じて製造者、さらにはその製造者から原料の納入者を調べてもらうということになり、靴の上から足を掻くような状況であった。

　結局、使用してないはずの添加物が検出された製品を輸入してしまった日本の輸入業者は、市場に出回った製品をすべて回収し、在庫の製品とともに廃棄処分とすることになってしまった。この事例の発見から製品の廃棄までに約5か月間を要したが、このために費やした時間的、経済的な費用はすべて輸入者が負担することとなったのである。

日本国内流通品はあくまでも日本の基準を満たさなくてはならない

■ ところ変われば衛生基準、商習慣も違う、性善説だけではうまくいかない

　日本国内における食品添加物使用基準について、輸入者並びに外国の製造者に認識不足があったことが大きな原因である。また、日本の輸入業者はＡ工場とは長年の取引関係にあり信頼していた。

　しかし、日本向け製品作りには慣れていたＡ工場であったが、製品の原材料について、その由来（生産地や生産方法）を客観的に確認することを行っていなかった。

　結果的に、日本の輸入業者が不適当な原材料を使用した製品の後始末をすることとなってしまった。製造コストの安い発展途上国への製品発注による日本向け製品が多くなっているが、輸入者は相手国の食品原材料の由来や製品管理の安全性までを確認しない場合には、本事例のような大きなリスクを伴うことを自覚する必要がある。

また、輸入品を国内販売するためには、日本語による表示をする必要があることも忘れてはならない。

> ■ ま　と　め
> ・輸入する食品についての日本国内における衛生基準、表示基準を十分に認識しておく必要がある。
> ・外国の製造者に対して添加物の使用状況や製造工程の安全性について十分に確認しておく。
> ・製造に用いる原材料の由来と安全性確認も行っておく。
> ・輸入前に製品の自主検査を行っておく。

No. 25　食中毒と食品クレーム

ショーケースの温度管理ミスが大きな苦情につながる
食品の温度管理は店の自主管理の基本！

食品に対する消費者の苦情の1つの傾向

　食中毒を疑った住民からの保健所への届出では、体調を崩す直前に食べた食品を原因と思い込んでいる場合が非常に多い。そして、その食品は味や臭いが変であったとの話もよく聞くのである。
　しかし、一般的には食中毒菌が食品に付着していても、その味や臭いに変化がないことが多いのである。味や臭いに異常がある場合には、食中毒菌ではなく腐敗菌の増殖が原因であり、食中毒とは別の話である。
　また、一部の例外を除いた一般的な細菌性食中毒の場合には、食中毒症状が出るまでに、およそ1～3日の潜伏期間が必要であることを認識しておくことである。
　どちらにしても、細菌は、栄養分（食品）、水分、温度条件が整えば短時間で増殖してしまうため、増殖を遅らせるためにも陳列販売時の温度管理は重要である。温度管理を確実にするために、冷蔵して販売する食品のショーケース温度は毎日チェックし、記録する必要がある。今回の事例は、それを怠ったことを発端として起きた苦情といってよい。

食品購入者からのある苦情──何が問題なのか

　客が購入した惣菜チェーン店のサラダが腐っていたということで店に届出があった。そ

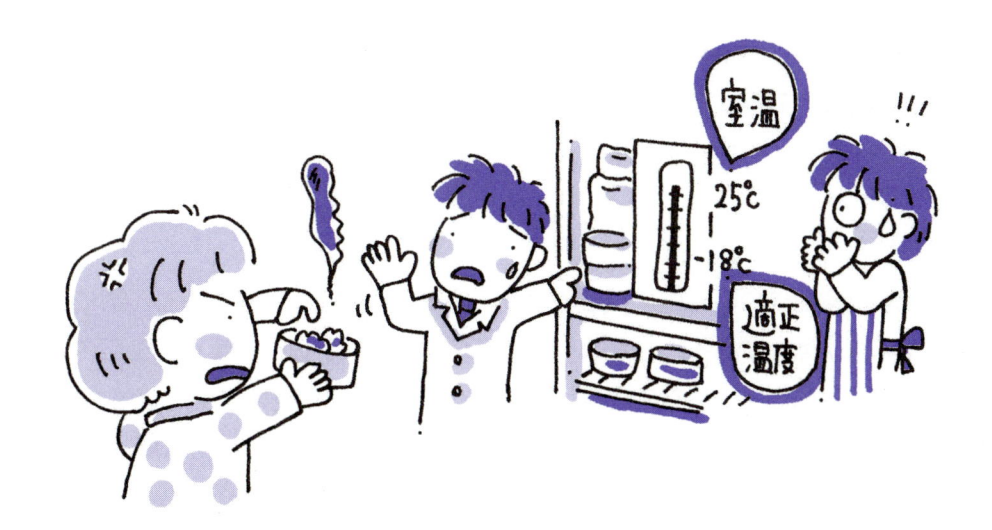

の時間帯の店は他の客で混雑しており、応対した店長は騒ぎが大きくなっては困ると考えた。苦情の品物をよく確認しないままに、この客の求めに応じて「当店で販売したサラダが腐っていた」と一筆書いて、客にはいったん帰ってもらうこととした。そして、客の置いていった苦情品のサラダは少し臭いを嗅いだだけで廃棄してしまった。このときの店長は届け出た客に代金を返金すればよいと考えていた。しかし、数日して苦情者は会社本部に対し、購入したサラダが腐敗していたために体調を崩したとして治療費と慰謝料の請求をしてきた。店長の書いた書類がその根拠であった。

　後から連絡を受けた保健所の食品衛生監視員が調査した際に、サラダのショーケースの温度が15℃以上になっていることを指摘したが、店長はそれまでショーケースの温度が何度であるかを確認していなかったのである。もちろん、販売されていたサラダは社内の細菌基準をオーバーしていたのである。

問題を複雑にした要因

　本事例の苦情者の体調不良とサラダとの因果関係については疑問点が多いものであった。しかし、店長の応対については次のような問題点があり、事を大きくしてしまった原因となったのである。

　① **苦情品を確認しないままで廃棄してしまった。**苦情品として預かったのであれば、何らかの検査を実施して、その結果を苦情者に説明することが必要であった。預かった苦情品は冷却して直ちに検査機関に送る手続きをとるべきであった。

　② **現物の確認もしないままに自ら販売した商品に異常があったことを認めて一筆書いてしまった。**この行為は自ら製造し、販売した商品について無責任かつ軽率であった。苦情についてチェーン店本部とホットラインで連絡を取り、対処方法を確認すべきであった。

　③ **店のマニュアルではサラダは10℃以下で販売することとなっていたが、店長はショーケースの温度を確認することもしていなかった。**しかも、この店の冷蔵ショーケースは冷却能力が不足しており、マニュアル通りの温度以下に設定できないことが後から分かった。

　店が販売する食品については、プロとしての確信と自信を持って製造し、客に提供できなくてはならないはずである。しかし、この事例のように、日常の食品衛生自主管理もクレーム発生時の対応も不十分な店を見かけることが多くなったように感ずる。就業形態が変化し、正規社員が減ってアルバイトやパートの従業員が多くなってはいるが、食品は消費者が安心して食べられる物でなくてはならない。手抜きは許されないのである。

3 食中毒事例

■ ま と め

・責任者は日頃からショーケースの保守点検を行い、毎日温度を確認する。
・有症者には医療機関への受診をすすめる。
・苦情品は預かり冷却保存し、必要に応じて検査機関に送る。
・本部とのホットラインを持ち、連絡を密にする。

4

食品クレームと対応のポイント

食品クレームと対応のポイント

食品の苦情発生状況とその背景

　平成15年度から19年度までの5年間に東京都内保健所に寄せられた食品関係の苦情総数は23,000件以上が記録されており、飲食により腹痛や下痢などの食中毒症状が起こったとする有症苦情（体調不良を起こした患者がいたが、食中毒として原因を特定できなかった事例）が最も多く総苦情数の約4分の1を占める。次に多い苦情としては、食品への異物混入の事例である（**表1**　東京都における食品苦情の原因別発生件数（平成15年度～19年度の5年間合計））。その原因施設で見ると、約50％は飲食店で、販売店で27％、各種製造業で10％が発生している（**表2**　東京都における食品苦情の施設別発生件数（平成15年度～19年度の5年間合計））。やはり、食品に伴う苦情は飲食店における有症苦情や異物混入の事例が多いのである。有症苦情件数を食中毒と確定した事件数と比較すると約13倍も発生していることになる。しかし、これらの苦情もほんの氷山の一角にすぎず、その背景には食の安全性に対する消費者の不安が大きくなり、関心も高まっていることが考えられる。

　一般の消費者は、多少不満を感じてもわざわざ苦情の申し出まではしてこないものである。黙って次からその店を利用しなくなるのが普通である。余程不満を感じたことがあった場合にごく一部の消費者が苦情を申し出てくるのである。ということは、消費者からの苦情は、その店を改善するための大切な情報源と考えるべきなのである。多様な意識を持

**表1　東京都における食品苦情の原因別発生件数
（平成15年度～19年度の5年間合計）**

苦情の原因	発生件数
有症苦情	5,724
異物混入	4,288
施設・設備	2,092
食品の取扱い	2,020
異味・異臭	1,561
表　示	1,160
カビの発生	637
腐敗・変敗	606
変　色	323
変　質	293
その他	4,469
合　　計	23,173

東京都福祉保健局健康安全部食品監視課資料より集計

4　食品クレームと対応のポイント

表2　東京都における食品苦情の施設別発生件数
（平成15年度～19年度の5年間合計）

苦情の原因施設			発生件数
飲食店営業			10,782
	販売業	デパート・スーパー・コンビニ	3,703
		行商・自動車での販売業	412
		自動販売機	93
		上記以外の販売業	1,662
小　計			5,870
	製造業	菓子製造業	1,204
		そう菜製造業	123
		豆腐製造業	101
		清涼飲料水製造業	76
		めん類製造業	67
		乳製品製造業	60
		食肉処理業	51
		その他の製造業	471
小　計			2,153
喫茶店営業			43
本人又は家族			405
その他			1,111
不　明			1,448
合　計			21,812

東京都福祉保健局健康安全部食品監視課資料より集計

つ消費者からの苦情に対し、その処理対応の良し悪しは、その営業者のその後の営業の成否にも深く係わることなのである。

苦情対応の失敗要因

　では、どんな対応が失敗につながるのだろうか？　苦情の初期対応がきちんとできていなかったためにこじれてしまうケースは非常に多いのである。店長などの食品衛生責任者がおらず、従業員が正しい判断や行動ができない場合にクレームに発展してしまうのである。
　苦情受付け時に絶対にしてはいけないこととして次のようなことがある。
　・電話をたらい回しにする。
　・なかなか責任者あるいは次席の者が出てこない。
　・苦情の原因となった商品をよく確認しない。

・苦情者の話をよく聞かないで、言い訳したり、反論したりする。
・客を疑ってクレーマー扱いする。
・すぐ金銭の問題として解決しようとする。

【苦情の失敗事例】

　配達弁当の中身のキャベツのサラダの下に10cmほどの生きたミミズが混入していたという事件があった。ミミズを見つけた客は、ビックリするとともに食べるのを止め、気持ち悪さで胃がムカムカしてきてしまった。早速、弁当屋に電話して、責任者に現物を確認に来るよう指示した。

　弁当屋の工場長が、早速謝罪に行ったのは良かったが、「なぜミミズが入ったのだろう？」と半信半疑だったうえに、そのミミズを見せられて、「なぜ切れなかったのだろう？」と一言つぶやいてしまった。工場長にすれば、キャベツは機械でカットしているので、ミミズが入っていれば当然一緒に切れているはずだと思ってつぶやいた一言だった。決して悪意があった訳ではなかったが、この一言で客はカンカンになってしまった。「お前は、俺がミミズを入れたと思っているのか！」と烈火のごとく怒り、「それなら保健所へ連絡してやる」となってしまったのである。

　調査の結果、弁当箱の洗浄後の保管場所と野菜類のダンボール置き場がほぼ一緒であったため、何かの拍子にミミズが弁当箱に入り込んでしまい、弁当箱がミミズと同系色だったので、従業員がミミズに気づかずに盛り付けしてしまったものと考えられた。

　過去にはミミズばかりでなく、カエルの頭の入ったキムチ、ネズミの入ったパン、トカゲの入った袋入りお菓子、果てには人間の指先の入ったおにぎりなど、考えられない異物混入が報告されている。

　ある店で購入した食品についてクレームを申し出ていた客が、思い直してクレームの取り下げのために店に再度電話をした。応対した従業員が電話を保留にしないまま「せっかくこれから出向いてやろうと思っていたのに…」と他の従業員に向かって話しているのが聞こえてしまい、苦情者が激怒したという事件もあった。

　苦情を届け出る客がどのような気持ちになっているかを良く考えて慎重に対応しないと、後からいくら謝罪してもなかなか許してもらえないことになるのである。

苦情を受けたときの具体的対応のポイント

　クレーム処理の最も大事な基本は「お客様の立場に立つ」対応である。苦情者のタイプとしては、理路整然タイプ、説教タイプ、恩着せタイプ、社会正義タイプ、告発タイプ、思い込みタイプ、喧嘩腰タイプ、怒鳴り込みタイプ、粘着質タイプ、因縁付けタイプ、恐

喝タイプ、復讐タイプ、愉快犯タイプ、マニアタイプなど様々である。中には悪質なクレーマーもいるがそれはごく一部である。客からの苦情を受けたときの心構えと実際の対応方法のポイントは次のようなものが考えられる。

① **スピーディーに対応すること**

　店のイメージは初期対応の良し悪しで決まってしまう。苦情を受けたときは、「責任のあるものにすぐに代わりますので少々お待ち下さい！」とスピーディーに対応する。不用意に待たせると、苦情者の怒りに油をそそぐ結果となってしまうので、他の仕事が少々忙しくても、すぐに対応することが必要である。特に電話を受けた場合は、たらい回しにならないよう注意し、長電話になる場合やすぐに対応できない場合には責任者から改めて電話をかけ直す配慮も必要である。

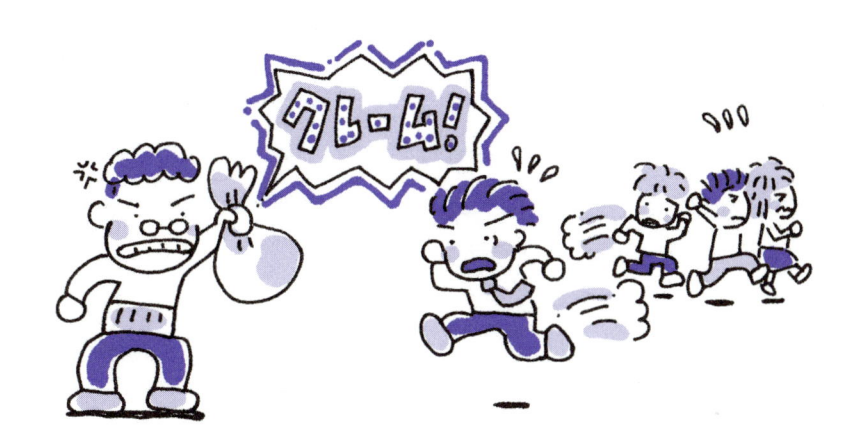

② **店の責任者が対応すること**

　不慣れな者が自己判断で対応すると、話がこじれるもととなるので、必ず責任者が対応する。責任者が不在の場合は、名前や連絡先を控えておき、あとで責任者から連絡することを約束する。

③ **客の立場になって注意深く聞くこと**

　苦情者は、その不平不満をわざわざ届けているのであるから、まずその言い分を良く聞くことが肝心である。特に、電話での応対では互いの顔が見えないだけに理解の程度に差が生じたり、新たな誤解を招いてしまうこともあるので注意が必要である。この際、大切なのは「そのとおりですね」「私もそう思います」などと、相手の立場になって聞くことである。場合によっては、言いたいことを親身になって聞いてもらえたことで、苦情者の気持ちも案外スッキリしてしまうこともある。

④ **メモを取りながら聞くこと**

　苦情内容をただ漫然と聞きとるのではなく、必ずメモを取りながら聞くことで、この人はちゃんと聞いてくれているというイメージを与えることができる。また、事実経過

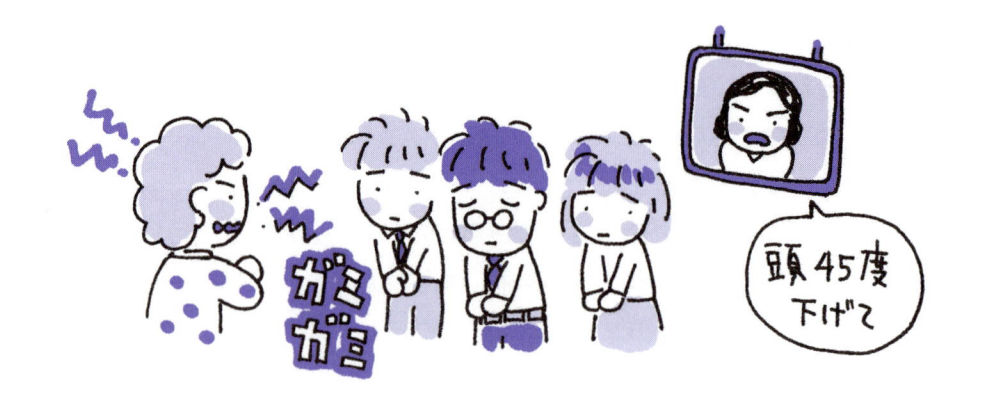

を間違って記録することも防げるのである。「いつ、どこで、誰が、何を、どうしたのか」という5W1Hをしっかり記録することが大切である。

⑤ **弁解をしないこと**

苦情者は、興奮していることが多く、何回も同じことを繰り返したり、事実と矛盾することを言う場合もある。しかし、途中で弁解をしたり、相手の間違いを指摘すると、さらにヒートアップすることとなってしまう。少々事実と異なっていても、誠心誠意、粘り強く、注意深く聞く姿勢が大事である。

⑥ **早く解決しようと焦らないこと**

ほかの客がいたり、仕事が忙しかったりして、早くこの状況から抜け出したいと思うと、その気持ちが苦情者には伝わってしまい、話を余計にややこしくしてしまうものである。苦情者が納得するまでとことん話を聞こうという気持ちで接することが大切である。怒りや喜びの感情が継続するのはおよそ20分間である。怒り心頭で乗り込んできた苦情者も20分間も話すと落ち着いて、結構スッキリすることがある。「急がば回れ」の格言の通り、短時間で解決する特別な方法はないと考えるべきである。

⑦ **苦情内容の周知と担当者の一本化**

苦情対応はその場限りで解決しないことも多く、苦情者との間で何度も連絡を取り合うことになる。その際に、対応者が毎回異なったり、関係者間に苦情内容が正確に伝達されていなかったりすると店への不信感が募ることになる。苦情内容については、従業員に周知して苦情者からの連絡があった場合の担当者を一本化することが大切である。

⑧ **苦情者の求める解決策を考える**

苦情者の言い分を注意深く聞きながら、何を求めているのか、どうしたら納得してもらえるのかを考える。苦情原因を調べて欲しいのか、再発防止策を示して欲しいのか、謝罪により不愉快な気分を解消して欲しいのか、弁償を望んでいるのかなどである。しかし、最初から「お金はお返ししますので！」とか「これで何とかお許し下さい」と安易に金銭で解決しようとするのは最悪の方法である。何故ならば、苦情者はばかにされ

たように感じてしまうからである。話の頃合いを見て、誠意ある謝罪をするとともに、原因を調査し、再発防止のための改善策を示したうえで、しっかりとした報告をすることが大切である。

⑨ 謝罪は誠心誠意を尽くすこと

店の非を認めて謝罪をする場合には口先だけでなく「本当に店のことを思って言ってくれる有り難いお客様だ！」という気持ちがなければ、相手になかなか誠意が伝わらないものである。

有症苦情の届出を受けた場合の対応

1) 保健所における有症苦情調査

厚生労働省では、冷凍餃子への農薬混入事件の教訓から、食品によって消費者に健康被害が出た事例（医師の診断を受けたもの）については、保健所へ届け出るよう指導している。保健所の調査の結果、苦情者の思い違いであるケースも多く見られるが、有症苦情の場合には、苦情者に医師の診断を受けるよう勧めると同時に保健所へも相談するべきである。

有症苦情の連絡を受けた保健所では、飲食物による衛生上の危害の発生、拡大を防ぐために次のような調査・検査を行い、科学的な根拠に基づき判断を行うことになる。保健所には、体調を崩す直前に食べた食品が原因だからと決めつけた届出が頻繁にあるが、ことはそう簡単に決めつけることはできない。保健所では専門の食品衛生監視員が中立の立場から原因調査に当たることになる。

●患者について

その症状の詳細、症状が起こる前に食べた食品と利用した店、医師の診断結果、患者便中の食中毒菌の検査などについて、一緒に行動をした人を含めた調査を行う。

●患者が利用したすべての飲食店などについて

食材・食品の取扱い方法、調理場の衛生状態、従業員の健康状態、疑われる食品の取扱い数量、同様の苦情発生の有無などについて、調査および検査を行う。

2) 店における有症苦情者への対応

・有症苦情者の体調を気遣い、医療機関への受診をすすめる。
・食べた食品や症状などを確認する。
・店内の衛生状態を十分に点検するとともに、同様の苦情の有無を確認する。
・異物の同定や細菌検査などの検査が必要な場合には、中立な立場の専門機関に依頼する。

・保健所にも相談する。

詐欺師などの悪質な苦情者への対応法

　相手はクレームのプロなので、絶対にその場しのぎの金銭を払ったり、詫び状を書いたりしてはいけない。後で多額の金品要求に発展する危険が大きいのである。

　苦情者に金品を要求されたり、店で大騒ぎをされて他の客が帰ってしまうようなことがあれば、これは明らかに営業妨害である。直ちに警察を呼ぶべきである。店が苦情の原因をつくってしまったとしても、営業妨害とは全く別の話である。通常の苦情と同様、誠意をもって謝罪し、「もっと誠意を見せろ！」と言われても「当店ではこれ以上の対応はできません」と毅然と対処することである。

　最近は、インターネットが身近になり、ホームページやブログを活用している店も多くなっている。簡単に更新することができるインターネット情報は確かに有効な宣伝手段である。しかし、諸刃の剣であることも忘れてはならない。苦情者が店に何も知らせないまま一方的にホームページ、掲示板、電子メールなどを使ってクレーム情報の書き込みをすることがある。デジタルカメラで撮影した写真を即座にネット上に流せる時代である。インターネットによる中傷に対しては、基本的には無視することである。クレームに対する返信メールもそのまま、あるいは部分的にネット上に流される危険性があることに注意する必要がある。ただし、個人への中傷や営業に差し支える場合には、ホームページの運営会社に書き込みの削除などを依頼すべきである。

クレームは店を改善していく絶好のチャンス

　クレームを上手に解決するということは従業員の質を高め、顧客満足度を高めることにもつながるのである。日頃から、自信を持った商品（食べ物）を提供できる自主的な衛生管理の実践が基本であるが、万が一に備えて、苦情を受けた場合の対応方法、連絡体制、役割分担などを決めておき、従業員全員が同じ意識を持つことが必要である。

（本章の内容は、東京都中央区保健所・小暮実氏執筆による「苦情の適切な対応方法」：食と健康、2009（4）；p.59-65、（社）日本食品衛生協会より、小暮氏了解の上で引用、加筆したものです。）

5

主な食中毒菌一覧

食中毒を起こ

病因物質名	分布	原因になりやすい食品	発生菌量	症 状
カンピロバクター *Campylobacter jejuni/ coli* グラム陰性微好気性桿菌	動物の腸管内（特に鶏、牛）	鶏肉（鳥刺し、鳥たたき、鳥わさ、鳥レバー刺しなど）牛レバー 動物に汚染された水や食品	100	発熱（38℃以下）、腹痛、下痢、まれに血便 ☆ギラン・バレー症候群
			☆ギラン・バレー症候群 急性突発性多発性根神経炎し、死亡率2〜3％である。ウの筋肉を麻痺させるという作では年間2,000人以上発症し米国の統計では、ギラン・バ		
サルモネラ属菌 *Salmonella* spp. グラム陰性桿菌	人や動物の腸管内 土壌・下水	鶏卵・鶉卵（生卵、ティラミス、ババロア、スクランブルエッグ） 食肉（レバー刺し、牛刺し） うなぎ・スッポン	10〜1000	発熱（38〜40℃） 吐き気・おう吐、下痢、腹痛、頭痛、悪寒
腸管出血性大腸菌 （EHEC）又はベロ毒素産生性大腸菌（VTEC） *Escherichia coli* （下痢原性大腸菌のグループの1つ） グラム陰性桿菌 【3類感染症】	人や動物の腸管内	牛の糞便に汚染された食品（生レバー、ミートパティ、ローストビーフ、臓物など）や飲用水	100以下	腹痛、下痢、血便 VTECは溶血性尿毒症症候群（HUS）を併発することがある。HUSの死亡率5%
下痢原性大腸菌 （腸管出血性大腸菌を除く） *Escherichia coli* 腸管病原性大腸菌（EPEC） 毒素原性大腸菌（ETEC） 腸管侵入性大腸菌（EIEC） 腸管集合性大腸菌（EAggEC） グラム陰性桿菌	土壌、下水	糞便に汚染された食品や水	100〜1000	EPEC：下痢、発熱、おう吐 ETEC：激しい水様下痢、腹痛 EIEC：下痢（血便）、腹痛、発熱 EIAggEC：腹痛、下痢、発熱

5 主な食中毒菌一覧

す 主な微生物

潜伏期間	予防のポイント	備　考
2～5日 (平均2～3日)	・鶏肉類、牛レバーの生食は避ける。 ・井戸や貯水槽に、野鳥の糞などが混入しないように衛生管理に注意する。 ・タンク水などの殺菌を徹底する。 ・ニューキノロン系やセファロスポリン系抗生物質に薬剤耐性(30％以上)を持ちやすいため、エリスロマイシン(マクロライド系抗生物質)が有効。子どもにはホスホマイシン。	・食中毒発生件数第1位(2009年) ・鶏：50～80％、牛：数％～40％保菌、肝臓30％、牛胆汁20％以上。 ・常温の空気中では徐々に死滅するが、低温には強い。 ・比較的少量の菌で発症する。 ・アメリカでは、最も発生率が高い食中毒である。

で、手足のしびれから四肢の麻痺、呼吸筋麻痺、脳神経麻痺などを起こし、15～20％が重症化
イルスや細菌に感染した後に自己抗体ができ、この抗体が自分自身の運動神経を傷つけて手足
用機序が考えられている。症状が出るのは、食中毒発病後1～2週間経過してからである。日本
ている。
レー症候群の10～30％が、カンピロバクター感染者であると推察されている。

潜伏期間	予防のポイント	備　考
8～72時間 (平均12時間)	・食肉類の生食は避ける。 ・鶏卵は賞味期限を確認して、新鮮なものを購入する。 ・購入後は冷蔵し、早めに消費する。 ・卵は割り置きせずに調理する。 ・加熱調理する食品は、中心部を75℃、1分以上加熱する。 ・乳幼児や老人には、加熱不十分な卵料理は出さない。	・食中毒発生件数第3位(2009年) ・サルモネラ・エンテリティディス(SE)による食中毒は、鶏卵が原因になることが多い。ペットのカメ、ヘビ、トカゲ、カエルからの感染もある。 ・ノリの佃煮様の下痢(腸粘膜の破壊による)
4～8日 (3～5日が最も多い)	・牛レバーや牛肉の生食を避ける。 ・加熱調理(中心温度が75℃、1分以上)を十分に行う。 ・冷蔵庫等での二次汚染を防ぐ。 ・飲料水の定期的な水質検査を行う。 ・手指、調理器具の洗浄・殺菌を確実に行う。	・食中毒発生件数第5位(2009年) ・ベロ毒素(VT1、VT2)による鮮血様下痢 ・血清型O157が約90％を占め、その他の血清型ではO26、O111が多い。 ・散発型集団発生を起こす。 ・乳幼児や小児、基礎疾患を有する高齢者は特に要注意。
EPEC： 12～72時間 ETEC： 12～72時間 EIEC： 2～3日 EIAggEC： 7時間～2日	大腸菌は人や動物の腸管内に普通に存在していて、多くは病原性を持たない。しかし、特定の大腸菌は人に対して病原性があり、これらを総称して下痢原性大腸菌(または病原大腸菌)と呼んで区別している。腸管出血性大腸菌O157を含む下痢原性大腸菌は現在5つのタイプに分類されている。	EPEC：サルモネラ属菌とよく似た急性胃腸炎 ETEC：易熱性毒素(LT)と耐熱性毒素(ST)の2種類を産生するため、コレラのような激しい水様性下痢 EIEC：赤痢のような下痢 EAggEC：菌が腸の細胞に凝集接着する。発展途上国の乳幼児下痢症から多く検出される。

病因物質名	分布	原因になりやすい食品	発生菌量	症状
腸炎ビブリオ Vibrio parahaemolyticus グラム陰性桿菌	海水中 海泥中	魚介類の刺身、すし、ゆでだこ 特に貝類	10万以上	激しい下痢、激しい腹痛、発熱（37〜38℃）、おう吐、頭痛
ウエルシュ菌 Clostridium perfringens 嫌気性芽胞菌	土壌 人や動物の腸管内	大量に調理され保存された食品（煮物、カレー、シチューなどが多い）	100万以上	腹痛、下痢（軟便）、腹部膨満感
黄色ブドウ球菌 Staphylococcus aureus グラム陽性球菌	傷口 手荒れ 鼻の穴の中 髪の毛 喉	手指を介して汚染された食品（おにぎり、弁当、調理パン、生菓子など）	10万以上	吐き気・おう吐、下痢、腹痛
ボツリヌス菌 Clostridium botulinum 偏性嫌気性芽胞菌	土壌（海、河川、等） 魚介類	酸素のない所で増殖するので、缶詰や瓶詰、真空パック食品による事故が多い。いずし。	10万以上	吐き気・おう吐、神経症状（嚥下困難、言語障害、呼吸困難、視力低下など）
セレウス菌 Bacillus cereus 好気性芽胞菌	土壌 農作物（特に、米や小麦など穀類の汚染率が高い）	穀類を用いた食品（チャーハン、オムライス、ピラフ、パスタ類などでん粉を主体とした食品が多い）	10万以上	〈おう吐型〉吐き気・おう吐、腹痛 〈下痢型〉下痢、腹痛

5　主な食中毒菌一覧

潜伏期間	予防のポイント	備　考
8～24時間	・生鮮魚介類は4℃以下に保管する。 ・冷凍魚介類を解凍する際には、冷蔵庫内などで行う。 ・生の魚介類は、流水（真水）で十分に洗浄する。 ・冷蔵庫から出したら、2時間以内に食べ終わるようにする。 ・容器に蓋などをして、冷蔵庫内での二次汚染を防ぐ。 ・調理器具は、区別して用いる。	・食中毒発生件数第7位（2009年） ・夏季から秋口の、海水温が20℃以上になるときに多発する。 ・好塩性で、3％食塩濃度で最も良く増殖する。 ・発育条件がそろうと、8～9分間隔で分裂を繰り返す。 ・発生件数減少傾向あり。
6～18時間	・前日調理を避ける。 ・加熱後やかに冷却する。 （菌の増殖しやすい20～40℃の温度域を速やかに通過させる。） ・加熱食品の低温保存を徹底する。 ・喫食前の十分な再加熱を行う。	・食中毒発生件数第6位（2009年） ・集団給食で多く発生する。 ・「給食病」の異名あり。 ・毒素型はA、B、C、D、Eの5つ。 ・小腸で増殖し、芽胞形成時に産生・放出されたエンテロトキシンにより発病する感染型食中毒。
1～6時間 （平均3時間）	・手指に傷のある人は、調理をしないようにする。 ・日頃から、手荒れ防止につとめる。 ・食品の保存温度や時間に注意し、菌が増殖して毒素（エンテロトキシン）をつくり出さないようにする。 ・合成樹脂製手袋を活用する。	・食中毒発生件数第4位（2009年） ・一度産生されたエンテロトキシンは、耐熱性があるため、食品を再加熱しても分解できない。 ・「菌は死んでも毒素は残る」
8～36時間	・原材料の洗浄を十分に行う。 ・真空包装食品の全てが、レトルト食品（常温保存可能食品）とは限らないので、表示をよく見て保存方法を確認する。	・発生件数は少ないが、致命率20％と高い。 ・ヒトに中毒を起こすボツリヌス毒素型はA、B、E、Fの各型。 ・日本では90％がE型食中毒だが、真空包装食品ではA型やB型もまれに発生例がある。 ☆乳児ボツリヌス症：乳児の腸管で芽胞が発芽・増殖する事により発症。ハチミツは1歳未満の乳児に与えない。
〈おう吐型〉 0.5～3時間 〈下痢型〉 6～16時間	・米飯や麺類は作り置きをしない。 ・穀類を原料とする食品は、調理後速やかに低温（10℃以下）に冷却、保管する。 ・穀類や豆類、コーンスターチなどを使用した食品は調理後早く提供する。	・食中毒発生件数第8位（2009年） ・日本ではおう吐型が主であるが、潜伏時間の長い下痢型も知られている。 ・耐熱性毒素「セレウリド」が原因と言われるが、未解明。

病因物質名	分布	原因になりやすい食品	発生菌量	症状
ノロウイルス *Norovirus* ウイルス 【5類感染症】	人の腸管内 生カキなどの二枚貝類	・ウイルスに感染した人が調理した食品 ・生カキなどの貝類、シジミの醤油漬けなど	100以下	吐き気・おう吐、腹痛、下痢、発熱（38℃以下）、咽頭痛
赤痢菌 *Shigella dysenteriae* など グラム陰性桿菌 【3類感染症】	ヒト、サルなどの一部の霊長類	感染者が調理した食品 生水	10～10000	大腸炎（粘膜の出血性化膿炎）、発熱、下痢、おう吐、腹痛
コレラ菌 *Vibrio cholerae* グラム陰性桿菌 【3類感染症】	患者の便やおう吐物中	コレラ菌感染者の便やおう吐物に汚染された食品や水 ロブスター、マグロ、青柳など	100万以上	突然の下痢、おう吐 （発熱、腹痛はない場合が多い）
腸チフス菌・パラチフスA菌 *Salmonella* Typhi *Salmonella* Paratyphi・A グラム陰性桿菌 【3類感染症】	感染者の便や尿中	生食したカキ等の貝類、豆腐、サラダ（患者ふん便、尿に汚染された飲食物）	1000	発熱（38℃以上）、脈が遅くなる徐脈、赤斑のバラ疹、脾臓が腫れる脾腫、下痢、出血
A型肝炎ウイルス Hepatitis A virus (HAV) ウイルス 【4類感染症】	ヒト腸管内 カキなどの貝類	カキなどの二枚貝 飲料水（井戸水）	感染力が強い	急性肝炎により、下痢、発熱（38℃以上）、倦怠感、おう吐、黄疸
クリプトスポリジウム *Cryptosporidium parvum* 寄生性原虫 【5類感染症】	環境中ではオーシスト（嚢胞体）の形で存在 家畜、ほ乳類が宿主	飲料水 食品	1～100	水様性下痢、おう吐、発熱

【感染症の類型】2008年6月18日改正：感染症の予防及び感染症の患者に対する医
1. 全数把握の対象
   ☆1類感染症（診断後直ちに届出）：感染力、罹患した場合の重篤性等に基づく総合
   ☆2類感染症（診断後直ちに届出）：感染力、罹患した場合の重篤性等に基づく総合
   ☆3類感染症（診断後直ちに届出）：感染力、罹患した場合の重篤性等に基づく総合
           を起こし得る感染症5種。腸管出血性大腸菌、コレラ、細菌性赤痢、
   ☆4類感染症（診断後直ちに届出）：ヒトからヒトへの感染はほとんどないが、動
           となる感染症41種。
   ☆5類感染症（診断から7日以内に届出）：国が感染症発生動向調査を行い、その
           発生・拡大を防止すべき感染症41種。
2. 定点把握の対象：☆5類感染症（定点）として、インフルエンザ定点、小児科定

5 主な食中毒菌一覧

潜伏期間	予防のポイント	備考
24〜48時間 (中央値36時間)	・カキはなるべく加熱して食べる。 ・湯通し程度(60〜65℃、5〜6分)では加熱不十分。中心温度85℃、1分以上が必要。 ・石鹸などを用いて、手洗いを十分に行う(特に用便後)。 ・11月から3月までは特に注意が必要。	・食中毒発生件数第2位(2009年) ・食品以外の経路による経口感染があり、冬期では集団発生が頻発 ・風邪様症状を呈する。 ・おう吐物中にも多量のウイルス。 ・感染後2週間以上ウイルス排出。 ・不顕性感染による感染拡大注意。
1〜7日 (多くは4日以内)	・排便後、調理前及び食事前の手洗いを徹底する。 ・排菌期間4週間	・少量の菌量で発症する。 ・発展途上国からの帰国者などが患者の大半を占める。 ・軟便あるいは、水様便から炎症由来産物の下痢へ移行
3時間〜 5日以内 (平均1日前後)	・排便後、調理前及び食事前の手洗いを徹底する。	・コレラエンテロトキシン産生菌(血清型O1とO139)。 ・エルトール型とアジア型がある。 ・水様性(米のとぎ汁様)下痢(水分の吸収阻害による)
3〜60日 (平均1〜2週間)	・回復期から排菌し、長い場合には数ヶ月から数年に及ぶ。	・腸チフスでは、数週間から数か月の間に再発することがある。
14〜42日 (平均30日)	・手指、調理器具の洗浄・殺菌を徹底する。 ・加熱調理する食品は、中心部まで十分に加熱する(90℃、1.5分)。	・海外渡航者の感染例、保育園等の施設における集団発生がある。 ・乳幼児は不顕性感染が多い。 ・加熱不十分な輸入二枚貝によるNVとHAVの同時感染事例あり。
2〜 10日程度	・十分な手洗いを行う。 ・飲料水は1分以上煮沸する。 ・浄水器のカートリッジの交換を適宜行う。	・オーシストが排出される感染期間は、発症から発症消失後数週間に及ぶ。 ・塩素に抵抗性があり、塩素滅菌された水道水でも生存する。

療に関する法律

的な観点からみた危険性が極めて高い感染症7種。
的な観点からみた危険性が高い感染症5種。
的な観点からみた危険性が高くないが、特定の職業への就業によって感染症の集団発生
腸チフス、パラチフス。
物、飲食物等の物件を介して感染するため、動物や物件の消毒、廃棄などの措置が必要

結果に基づいて必要な情報を一般国民や医療関係者に提供・公開していくことによって、

点、眼科定点、性感染症定点、基幹定点など。

著者略歴

谷口力夫（たにぐち　りきお）

1976年　東京農工大学農学部農芸化学科を卒業
1976年　財団法人日本食品分析センターに就職
1981年　食品衛生監視員として東京都杉並区に勤務、杉並保健所生活衛生課、杉並区衛生試験所、タイ国保健省食品衛生課派遣を経て現在に至る
2002年　東京都立大学大学院都市科学研究科修士課程修了、博士課程中途退学
現　在　杉並区杉並保健所　生活衛生課　食品衛生担当　総括係長

著書（分担執筆）

都市の健康水準…望ましい健康づくりのために…
（星　旦二編著　東京都立大学出版会　2000年）

```
<従業員教育テキスト>
事例でみる
```

食中毒の現場
その原因と教訓

Credit

著　者	谷口力夫
発行者	桑野知章
発行所	株式会社　幸書房
	101-0051
	東京都千代田区
	神田神保町 3-17
	TEL03-3512-0165
	FAX03-3512-0166
印刷／製本	シナノ

Staff

カバーイラスト	安部　豊
本文イラスト	安部蓉子

初版第1刷　2010年7月10日

本書を無断で引用、転載することを禁じます。

Printed in Japan／Copyright Rikio TANIGUCHI 2010
ISBN978-4-7821-0345-6 C2077

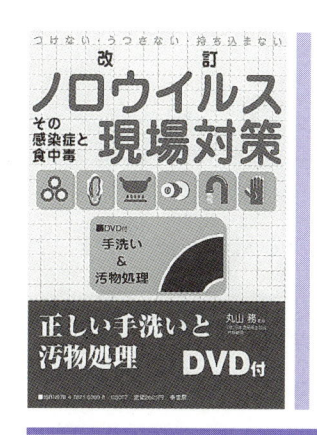

改訂
ノロウイルス現場対策 ―その感染症と食中毒 DVD付

■ 丸山　務 監修
・Ｂ５判　188頁　定価2625円（本体2500円）送料340円

初版の内容を新しくすると共にノロウイルスの基礎と臨床を加え、手洗いと汚物処理のDVDを付けた。

・ISBN978-4-7821-0309-8　C3077　2007年刊　'08年2刷

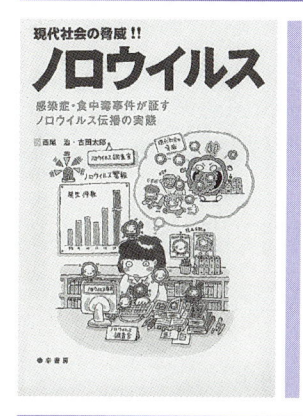

現代社会の脅威
ノロウイルス 感染症・食中毒事件が証す ノロウイルス伝播の実態

■ 西尾　治・古田太郎 著
・Ｂ５判　264頁　定価3675円（本体3500円）送料340円

過去20年の国内外のノロウイルス感染症・食中毒事件から、国内外220例の事件の推移をプロの目で紹介。

・ISBN978-4-7821-0315-9　C3077　2008年刊

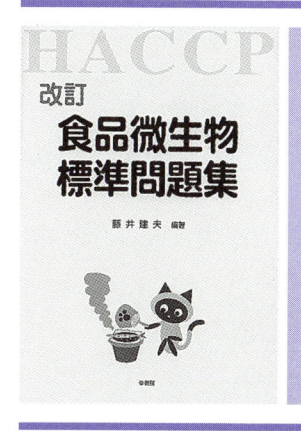

改訂
食品微生物標準問題集
（詳しい解説付き）

■ 藤井建夫 著
・Ａ５判　153頁　定価2100円（本体2000円）送料290円

食品微生物の基礎知識から、食中毒・腐敗・制御・利用・実験まで101問を集めた本邦初の問題集。

・ISBN978-4-7821-0324-1　C3058　2008年刊

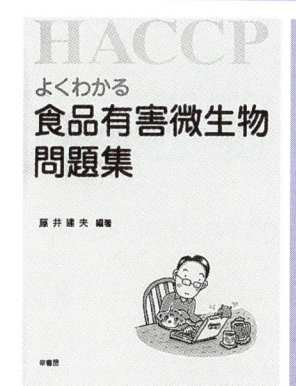

よくわかる
食品有害微生物問題集

■ 藤井建夫 著
・Ａ５判　180頁　定価2100円（本体2000円）送料290円

食品の有害微生物について微生物の基礎、生菌数・大腸菌、腐敗、有害微生物、制御と殺菌、判定、HACCP、計107問。

・ISBN978-4-7821-0341-8　C3058　2010年刊

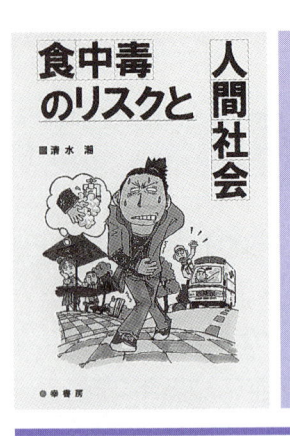

食中毒のリスクと人間社会

■ 清水　潮 著
・四六判　226頁　定価1890円（本体1800円）送料290円

食品微生物による食中毒をその社会的現象や微生物の知識を社会生活との関わりでやさしく解説した。

・ISBN978-4-7821-0314-2 C1077　2008年刊

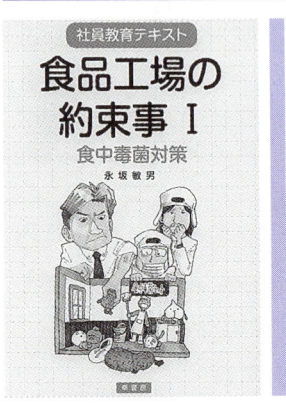

社員教育テキスト
食品工場の約束事Ⅰ　食中毒菌対策
（分かりやすいイラスト付き・2色刷り）

■ 永坂敏男 著
・B5判　126頁　定価1890円（本体1800円）送料340円

食品工場現場で必要な食中毒菌の知識をはじめに習得してもらい、手洗い、入退出、製造工程での衛生対策を解説。

・ISBN978-4-7821-0327-2 C3058　2009年刊

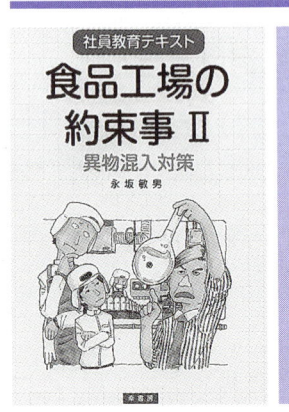

社員教育テキスト
食品工場の約束事Ⅱ　異物混入対策
（分かりやすいイラスト付き・2色刷り）

■ 永坂敏男 著
・B5判　117頁　定価1785円（本体1700円）送料340円

どういうものが、どういう状態に置かれているときに異物として混入するのかを、その対策を絵入りで解説。

・ISBN978-4-7821-0328-9 C3058　2009年刊

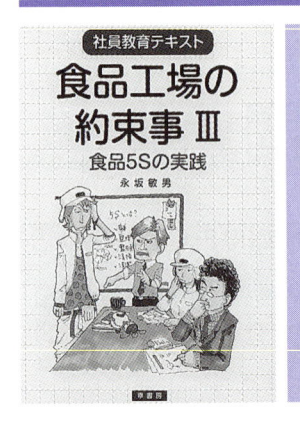

社員教育テキスト
食品工場の約束事Ⅲ　食品5Sの実践
（分かりやすいイラスト付き・2色刷り）

■ 永坂敏男 著
・B5判　98頁　定価1575円（本体1500円）送料340円

率先垂範をモットゥに、5Sを浸透させていくさまざまな工夫が、食品工場の状況に沿って示されている。

・ISBN978-4-7821-0329-6 C3058　2009年刊